U0388690

本成果受中国人民大学
北京高校"双一流"建设资金支持

重大突发公共卫生事件应急治理丛书

总主编　靳诺　刘伟

统筹施策
疫情之后的公共卫生之治

杨开峰　等　著

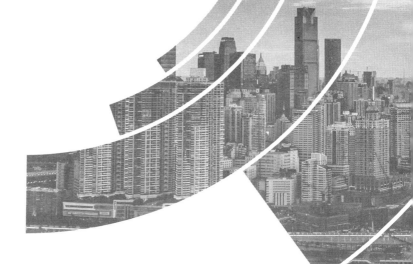

中国人民大学出版社
·北京·

总　序

　　2020年，注定是不平凡的一年。岁末年初，一场突如其来的新型冠状病毒肺炎疫情席卷全国、蔓延全球。这次新冠肺炎疫情，是新中国成立以来在我国发生的传播速度最快、感染范围最广、防控难度最大的一次重大突发公共卫生事件，严重威胁人民群众的生命安全和身体健康，给中国经济社会发展带来了极其严峻和复杂的挑战，对处于全面建成小康社会决胜期的中国来说既是一次危机，也是一次大考。

　　新冠肺炎疫情发生后，党中央高度重视，迅速作出部署，全面加强对疫情防控的集中统一领导。在习近平总书记的亲自动员、亲自部署、亲自指挥下，党中央、国务院密集出台了一系列政策措施，作出了明确的行动擘画。在"坚定信心、同舟共济、科学防治、精准施策"总要求的指导下，从中央到地方，从各级政府到城乡基层组织，从最高领导到普通民众，全国上下勠力同心，打响了一场疫情防控的人民战争、总体战、阻击战。

新冠肺炎疫情发生以来，中国人民大学全体师生秉持"始终与党和国家同呼吸共命运"的光荣传统，勇担社会责任，或主动投身抗"疫"一线，或倾力参与志愿服务，或积极为疫情防控捐款捐物，或通过各种渠道为危机化解建言献策。尤其值得一提的是，面对这一重大突发公共卫生事件，中国人民大学充分发挥"在我国人文社会科学领域独树一帜"的学科优势、人才优势、智力优势，组织学校法学院、习近平新时代中国特色社会主义思想研究院、社会与人口学院、新闻学院、公共管理学院、劳动人事学院、国家发展与战略研究院及学生工作部门等单位的专家学者，针对疫情防控中所涉及的公共卫生、社会管理、风险防控、舆情引导、高校管理等社会治理的关键领域进行了有针对性的重点研究，形成了这套"重大突发公共卫生事件应急治理丛书"。

综观世界历史，任何一个国家现代化发展的进程，都会跌宕起伏甚至充满曲折。近年来，我国重大突发公共卫生事件应急治理能力逐步加强，尤其在总结 2003 年抗击"非典"疫情工作经验的基础上，国家公共卫生管理法律法规不断健全，疾病预防控制体系基本建成，卫生应急管理体系和预案体系逐步建立。但必须清醒地看到，我们在应对这场突如其来的新冠肺炎疫情过程中，也暴露出国家在公共卫生应急治理体系和治理能力方面仍存在一些短板和不足。如何更好地提升对重大突发公共卫生事件的预测预警和防控能力？如何增强驾驭风险的本领、有效防范化解重大风险？如何进一步完善国家治理体系、提升国家治理能力？……一系列时代之问等待着哲学社会科学工作者去回答。只有精准界定存在的问题，才能够明确完善国家治理体系的改革方向，科学严谨地制定改革方案，从而有力地推动改革的具体实施。对于哲学社会科学工作者而言，这是责无旁贷的任务，也是光荣而伟大的使命。希望这套"重大突发公共卫生事件应急治理丛书"，能够为依法科学防控疫情提供有力的学术支撑，为疫后重建提出具体可用的政策建议，为国家治理体系的完善拓宽研究路径，亦为今后重大突发公共卫生事件的防控提供思路与方法。

丛书成书仓促，疏漏在所难免，有些建议不一定尽善尽美，还需要结合进一步的实践不断进行完善。不过，正因为存在可能值得讨论的细节，本丛书对哲学社会科学工作者而言，才更具有可读性标准和可研性价值。希望与诸位专家学者一道，通过深入的调查与实际的研究，促进对问题的思考和讨论，为政府建言献策，从而推动国家的发展与社会的进步。

丛书即将付梓之际，国内的疫情防控形势持续积极向好，取得了阶段性重要成果。"艰难困苦，玉汝于成"，中国政府和中国人民用实际行动诠释了中国力量、中国精神，展现了中华民族同舟共济、守望相助的家国情怀，彰显了中国共产党领导和中国特色社会主义制度的显著优势。习近平总书记在统筹推进新冠肺炎疫情防控和经济社会发展工作部署会议上强调："中华民族历史上经历过很多磨难，但从来没有被压垮过，而是愈挫愈勇，不断在磨难中成长、从磨难中奋起。"我们坚信，在党中央的坚强领导下，本次疫情防控人民战争、总体战、阻击战一定能取得最终的胜利！我们也坚信，经历此次疫情的重大考验，国家治理体系建设定会进一步完善，国家科学治理能力定会进一步提升，国家经济社会发展定会继续保持良好势头，中华民族一定能战胜磨难，走向新的辉煌！

是为序。

靳诺

2020 年 3 月

作者介绍

（按姓氏拼音顺序）

李文钊，中国人民大学公共管理学院教授，兼任首都发展与战略研究院副院长、公共财政与公共政策研究所副所长。《公共管理与政策评论》副主编，中国人民大学"杰出学者"青年学者。在《管理世界》等杂志发表论文 50 多篇，主持国家自然科学基金等项目，致力于政策过程理论、治理理论等研究。

梁海伦，中国人民大学公共管理学院讲师。博士毕业于美国约翰·霍普金斯大学公共卫生学院。研究方向为基本医疗服务与政策、大数据健康管理等。已发表 SSCI、SCI 论文 20 余篇。主持国家自然科学基金青年项目和北京市社会科学基金青年项目等。

刘鹏，中国人民大学公共管理学院教授、博士生导师，MPA 教育中心主任，食品安全协同治理创新中心药品监管与法律研究所所长。研究领域为风险治理、政府监管与医疗卫生政策。在《中国行政管理》、《公共管理学报》、*Regulation & Governance*、*Food Policy* 等刊物发表论文 70 余篇。主持国家社会科学基金重大项目 1 项、自然科学基金项目 2 项。

刘伟，美国亚利桑那州立大学政治学博士，中国人民大学公共管理学院副教授。研究领域为政策过程理论、全球治理、非政府组织。

刘昕，中国人民大学公共管理学院教授、博士生导师。比利时根特大学访问学者，美国哈佛大学富布赖特高级访问学者。主要研究公共组织与人力资源管理、绩效管理、薪酬管理、人力资源管理经济学。在国内外核心期刊发表论文多篇，主持国家社会科学基金项目以及多项横向课题。

刘颖，中国人民大学公共管理学院副教授，人力资源管理与开发中心主任。中国人才研究会理事、人才测评研究会常务理事。研究领域为领导力测评与开发、团队管理、人力资源评价与开发。

马亮，中国人民大学公共管理学院教授、博士生导师，国家发展与战略研究院研究员。曾任新加坡南洋理工大学南洋公共管理研究生院高级研究员。研究方向为数字治理、政府创新与绩效管理。

王丛虎，中国人民大学公共管理学院教授、博士生导师，公共资源交易研究中心执行主任。研究公共资源交易、政府法治、应急管理等问题。在《中国行政管理》、*Public Man-*

agement Review 等刊物上发表 100 多篇论文，并发表 200 多篇报纸文章。

王宏伟，中国人民大学公共管理学院副教授、国家安全研究中心主任，主要研究应急管理和国家安全。撰写《中国应急管理改革：从历史走向未来》和《新时代应急管理通论》等著作，发表文章多篇。

王虎峰，中国人民大学医改研究中心主任，公共管理学院教授、博士生导师。主要研究医改政策和卫生管理。2017、2018、2019 年连续三年获评"年度最受关注的医改专家"。2015 年和 2019 年连续出任第二届、第三届国务院医改专家咨询委员会委员。

王筱昀，中国人民大学公共管理学院讲师。博士毕业于美国印第安纳大学礼来家族慈善学院，获慈善学博士学位。研究领域是非营利组织管理。

魏娜，中国人民大学公共管理学院教授、博士生导师，中国人民大学地方政府发展战略研究中心主任、中国人民大学人文北京研究中心副主任、北京市志愿服务发展研究会副会长、两岸四地公共管理学术研讨会秘书长。主要研究政府改革、城市管理、社区管理和志愿服务。出版有《社区组织与社区发展》和《志愿者》等。

吴鹏，中国人民大学公共管理学院副教授，政府管理与改革研究中心主任。主要研究行政法、教育法、食品药品监管。

杨宏山，中国人民大学公共管理学院副院长、教授、博士生导师，兼任全国公共管理专业学位研究生（MPA）教育指导委员会副秘书长、中国行政管理学会理事、北京城市管理学会理事。主要从事中国政策过程、城市治理、社会治理研究。

张楠迪扬，中国人民大学公共管理学院副教授，中国行政管理学会青年理事、中央机构编制委员会办公室入库专家。主要研究领域为行政改革、行政审批、营商环境、政商关系、地方治理等，在国内外期刊发表数十篇学术论文。

前　言

2019 年底暴发的新型冠状病毒肺炎疫情及其应对，在很多方面体现了我国国家治理的显著制度优势，但同时又暴露了公共卫生治理体系和治理能力方面还存在着的诸多问题。问题和灾难本身并不可怕，只要能从问题中汲取教训，从苦难中走向变革，我们就能充满信心地面对任何潜在的威胁。疫情危机要求我们认真审视公共卫生应急方面的治理体系和治理能力，全面准确地界定存在的问题，科学合理地明确改革方向，系统严谨地制定改革方案，坚定有力地推动改革实施。对于社会科学工作者，尤其是公共管理研究者来说，这是责无旁贷的任务，光荣重大的使命。

中国人民大学公共管理学科是国家重点建设的"双一流"学科。疫情暴发以来，全院师生秉持中国人民大学"与党和国家同呼吸共命运"的传统，或主动投身抗疫一线，或通过各种渠道为危机化解建言献策，或积极参与志愿服务，捐物捐款。本书是我院教师进行疫情研究的一个缩影。本着发展和完善公共卫生治理的原则，结合疫情中的典型案例，我们试图为疫后重建提出具体可用的政策建议。

执笔之际，英勇的抗疫斗争尚在继续。由于写作的时间只有短短十天，疏漏在所难免，有些建议也不一定合适。不过，危机的发生正说明了人类理性的有限性，对于理论工作者而言，重要的不是等待完美的发现，而是实事求是，敢于发声，推动讨论。政策学习的文献表明，从危机中学习从来不是简单的事，危机事件有很多，引发深刻变革的并不多。希望本书能为推动基于此次疫情的政策学习尽微薄之力。

本书是集体的结晶，大部分章节都是由我的同事们执笔完成。我拟定了总体框架，参与了部分章节的写作，并对全书进行了修订统稿。参与本书的同事们包括：李文钊（第一章）、王虎峰和梁海伦（第二章）、王宏伟（第三章）、王丛虎（第四章）、马亮（第五章）、杨宏山（第六章）、魏娜和王筱昀（第七章）、刘昕（第八章）、吴鹏（第九章）、刘鹏（第十章）、张楠迪扬（第十一章）、刘伟（第十二章）、刘颖（第十三章）。在此对他们表示感谢。本书受国家自然科学基金重点项目"地方治理体系与治理能力的影响因素、改革路径与治理效果"（71633004）支持。

同时，要感谢中国人民大学出版社的领导和同事们，没有他们的支持和帮助，本书不可能这么快出版。最后，衷心希望抗疫斗争早日取得胜利，希望我国公共卫生应急治理早日得到完善！

杨开峰

2020 年 2 月 19 日于时雨园

目　录

第一章

疫情之后的系统反思

　　2019 年底武汉市暴发的新冠肺炎疫情，最终成为一个全球性公共卫生事件，造成了难以估量的损失。痛定思痛，我们需要对公共卫生领域的中国之治进行系统反思，避免类似灾难再次发生。中共中央政治局常务委员会于 2020 年 2 月 3 日召开会议，强调："这次疫情是对我国治理体系和能力的一次大考，我们一定要总结经验、吸取教训。"总结疫情治理经验，吸取疫情治理教训，增强中国之治的稳健性、韧性和适应性，进一步推进国家治理体系和治理能力现代化，是社会科学工作者的艰巨任务。

一、重新思考国家治理中的不确定性

　　疫情要求我们进一步完善国家治理。一个

国家的治理体系和治理能力建设，最终要解决本国所面临的问题与挑战，实现人民富裕和国家繁荣。没有良好的治理，国家很难实现可持续发展和长治久安。我们党认识到国家治理体系和治理能力的重要性，先后在十八届三中全会和十九届四中全会对中国特色国家治理体系和治理能力现代化进行了全面部署。

面对公共问题和公共事务的复杂性、动态性和不确定性，我国国家治理形成了具有中国特色的体制机制，具有十三个显著的制度优势。举例来说，横向的"五位一体"的战略布局、纵向的"上下分层"和"条块结合"体制、区域一体化和都市圈战略等等，它们的改革、演化和创新，既反映了中国国家治理体系的韧性，也反映了我们所具有的学习和适应能力。同时，中国认识到应急事项在国家治理中的重要性，正在努力完善应急管理体制。不过，与我们所面临的不确定性和复杂性挑战相比，应急管理体制在国家治理中的重要性还没有得到凸显，公共卫生应急管理体制还没有理顺。我们需要重新思考如何基于不确定性来建立国家治理体系，使之具有更多的韧性和稳健性。

国家应急管理体制和常态管理体制应该成为国家治理体系的车之两轮和鸟之两翼，并行发展、协调运行、共同推进。当今时代的不确定性和风险性越来越高，各种突发事件的发生将不可避免，这要求国家要按照应急和常态两种状态来分别建立运行体系，并能够很快在不同运行系统中有效切换，避免或降低应急事件对整个体制的冲击。尽管在经过 2003 年 SARS 危机、2008 年汶川地震之后，我国开始重视应急管理体制建设，形成了应急预案、体制、机制和法制的"一案三制"，相继出台《突发事件应对法》等法律法规，并设立了应急管理部，但是，从此次疫情应对来看，至少在应对大规模突发公共卫生事件方面，我们的体制机制还存在很多问题。我们需要对应急事件给予更高层次的重视，将它与常态管理放在同一个层次来思考。从理想状态来看，应该加强突发公共卫生事件的预防与准备，尽量避免突发疫情的暴发与传播，从而无须进入应急状态，无须启动响应与恢复机制。与此同时，当突发疫情发生时，应该能够马上进入应急状态，启动响应与恢复机制。简而言之，要有能力同时在三种状态之下运行：应急管理状态、常态管理状态、应急与常态并行状态。

应急管理体制和常态管理体制并非截然分开。应急管理的预防与准备阶段，发生在常态之下，运行在常态管理体制之中。应急与常态是你中有我、我中有你的关系。高韧性的国家治理不能把应急、把突发公共卫生事件当成应急管理部门或者卫生管理部门自己的事，而应该当成人人有责的事，当成跟国家治理、政府部门、社会各界、方方面面都有关系的事。此次疫情中，卫健委应急部门、应急管理部门、政府其他部门在早期的协同配合并不顺畅，湖北省和武汉市的主要领导也没有充分重视，是疫情大规模暴发的重要原因。

十九届四中全会通过的《中共中央关于坚持和完善中国

特色社会主义制度、推进国家治理体系和治理能力现代化若干重大问题的决定》给中国之治提供了制度密码，引领着各个治理领域和政策领域的制度建设，这次疫情要求我们在整体上将应对此类突发事件纳入到制度建设的思考中去。比如，在制度建设的目标上，从应对突发公共卫生事件的角度，怎么更好地理解"系统完备、科学规范、运行有效"？怎么更好地理解"系统治理、依法治理、综合治理、源头治理"？怎么理解我们的治理体系应该具备韧性？在政府治理体系上，从应对公共卫生疫情出发，如何推进"国家机构职能优化协同高效"？以什么样的体制机制来保障卫健委应急部门、应急管理部门和政府其他部门的协同治理效能？如何实现应对公共卫生疫情的央地协同、区域协同、政企协同、政社协同？在疫情应对上，如何更好地发挥政府、市场、社会的作用？如何在预算上科学地保证公共卫生应急管理的投入？等等。此类问题也适用于《决定》的其他方面，包括经济治理体系、文化治理体系、民生治理体系、社会治理体系、环境治理体系、军队治理体系等等。

在制度建设之外，要考虑因应高度不确定性和风险性的治理能力。一方面是投入，用充分的投入来保障公共卫生疫情应对的基础设施、专业人员、物资储备、模拟演练、区域协同等。本次疫情显示，我们在这方面的投入非常不够。武汉市经济比较发达，医疗资源比较丰富，但防疫力量还是严重不足。另一方面是人的能力，特别是各级政府主要领导应对高度不确定性和风险性的能力。《决定》强调增强各级领导干部的九大本领，其中包括"驾驭风险本领"，但是湖北的一些官员在此次疫情中并没有体现出驾驭风险的能力。如何让各级领导干部真正具有风险意识和应急水平，而不是只习惯于常态下的按部就班，只满足于赵括式的纸上谈兵，还需要我们在制度上、在选人用人上、在交流培训上下大功夫。

二、建立反思疫情的专门调查委员会

要从特定的应急事件中进行有效反思，就必须进行专门和深入的调查研究。1986 年美国"挑战者"号航天飞机失事之后，除了美国航空航天局进行的内部调查之外，美国还成立了总统调查委员会，又称罗杰斯委员会，进行专门调查。委员会由前国务卿威廉·罗杰斯担任主席，成员还有 2 名宇航员、1 名律师、2 名航空学专家、3 名物理学家、3 名前空军将领和 1 名前飞行员。调查委员会不但明确了发生事故的技术原因，也发现了美国航空航天局决策过程上的瑕疵、管理结构上的漏洞，以及组织文化上的问题，促使美国航空航天局做出重大改革。我们认为，针对此次疫情，也需要成立专门调查委员会，进行专门性和系统性反思，提升我国应对公共卫生疫情的能力。调查本身也会成为一种组织记忆，形成一套历史档案，成为未来处理类似事件的重要参考。

专门调查委员会应该是高级别的机构设置，能够进行相对客观、中立和深入的调查研究。委员会的级别和模式会直接决定其成效，如果级别过低，就不利于进行根本性反思。考虑到中国国情，建议设立高级别的专门调查委员会，在中共中央、国务院领导之下开展工作，并设立若干个分委员会，形成若干子报告和总报告。在专门调查委员会的人员构成上，可以由一位前国家领导人领衔，组织国内顶级的公共卫生专家、流行病专家、生物学家、医生、公共管理学家、心理学家、应急管理专家等参与。团队成员的来源应以高校、研究机构、社会组织、医疗机构等为主，以保证调查的相对独立性。2003 年美国"哥伦比亚"号航天飞机失事之后，没有像1986 年"挑战者"号失事之后那样成立总统委员会，而是由美国航空航天局成立了一个事故调查委员会，其独立性受到国会的质疑，不得不更换部分成员。可见，专门调查委员会的相对独立性和权威性，有助于保障其声誉并获得公众信任。

同时，应该给予专门调查委员会适当的授权，以取得各级政府、各个部门以及其他组织的配合，能够获取原始资料，召开座谈会，举行听证会，进行内部约谈或访谈，等等。专门调查委员会也应当有专项资金来保证运行。有资金、有授权的专门调查委员会，能够保证调查的质量。与通过各个部门去资助高校和研究机构的课题组相比，专门调查委员会具有明显优势，因为它可以取得更广泛的资料，得到更广泛的配合，动员更广泛的资源，利用更广泛的专家，从而得到更全面的信息、更准确的结论、更实用的建议。当然，这不是说不需要资助高校和研究机构来进行研究，而是这类研究和专门调查委员会的目标和使命不同，应该各负其责。专门调查委员会不是学术机构，并不进行事关疫情的基础性科学研究，也不可能给所有地方、所有部门、所有组织都提出符合实际的建议。

专门调查委员会的主要任务是准确界定疫情暴发的原因，全面梳理暴露出来的国家治理上的短板，并提出科学、合理、有效、实用的政策建议。既要对疫情事件进行回溯性分析，又要着眼于未来进行前瞻性分析。通过调查研究，对事情的来龙去脉有更清楚的认知。回溯性分析主要是着眼于过去，讨论疫情产生的原因、过程、结果与影响，特别是疫情背后的机理。前瞻性分析主要着眼于未来，讨论公共卫生体制改革的思路，关注可以通过哪些关键性改革避免类似事件发生。专门调查委员会的报告最终要向社会公布，促进社会学习。

三、推动各级政府和部门对疫情治理的总结和反思

通过专门调查委员会进行的反思，基本上是宏观层面的，关注的是一般性规律，意义重大，但是它们不能取代具体政府、具体部门、具体组织的总结和反思。各地、各部门、各组织的特点不同，资源有别，面临的主要矛盾和矛盾的主要方面可能有差异，所以它们都应该主动、积极地从此次疫情应对中汲取经验教训。必须认识到，在很多时候，应急事件

的应对只是少数政府或部门的事情，例如当疫情在社区层面就能够得到有效控制时，事件应对往往就是卫生部门和当地政府的职责。但是一旦疫情超出一定范围，变成全国性或世界性的应急事件时，其应对就不是某一个部门的职责，而成为所有政府和部门都面临的重大挑战。当事件涉及整个社会，社会的运行状态就发生了变化，全社会都需要按照应急状态来运行。在这些疫情应对中，各级政府和部门既要完成好本职工作，又要参与疫情治理，让社会尽快从应急状态向正常状态回归。推进各层次政府和部门进行系统反思，可以至少从四个方面着手：

第一，各级政府和部门需要反思自身的应急预案和体制机制，尤其是"一案三制"的科学化、法治化和高效化，以及将预案转化为治理效能的能力。在高不确定性的环境中，危机可能从任何地方出现，小危机有可能会深化为大危机。此次新冠肺炎疫情就是因为没有第一时间在卫健委系统、在武汉市和湖北省形成应急响应和处置，从而使小范围的公共卫生事件演化为全球性的公共卫生事件。处理应急事件最有效的办法是通过预防措施不让应急事件产生，但在预防失败之后，又能够有效应对。为此，各级政府和各类部门都需要重新审视自己的"一案三制"及其实际运行状态，并根据这次疫情应对情况进行完善和更新。

第二，各级政府和部门需要反思在整个社会处于应急状态之下的运行模式，探讨如何通过完善自身职责促进社会尽快从应急状态恢复到正常状态。在应急事件的处置中，有一些应急事件持续时间短，很快能够结束，对社会运行没有大的影响。但是，有一些应急事件的处理需要持续很长时间，对社会产生较大影响，就需要所有政府部门围绕着应急事件做出反应。以疫情防控为例，各级政府在进行疫情防控的同时需要有序恢复生产，政府需要在抗疫和保生产双重约束之下实现其职能。例如因为疫情影响，很多中小企业面临着较多难关，财政部、国家发展改革委等就需要针对帮助中小企业应对危机出台政策。如何实现精准施策，对各级政府和部门都是挑战。

第三，各级政府和部门需要反思在疫情应对中与其他政府和部门进行合作的模式，探讨如何通过信息共享、责任分担和共同行动来促进事件处理，让社会尽快恢复常态。越是处理多变的、复杂的和动态的应急事件，越是需要多层次和多部门的政府间合作，通过采取协同行为和共同行为取得治理合力。在这次疫情防控中，一些地方政府扣留另一些地方政府的物资，这是政府间不合作的表现。此外，疫情涉及从一个地区到另一个地区的流动，如何通过联防联控来实现疫情治理，需要不同部门的配合。应当建立和完善区域间、流域间不同地方政府在疫情防控上的互助网络，包括达成在物资、医护、救援、消防等方面的互助协议。

第四，各级政府和部门需要反思在疫情防控中如何更好地发挥市场和社会的作用。国内外经验表明，无论是哪种政治体制，无论是发展中国家还是发达国家，应急管理的成功都不能单纯依靠政府的力量，而必须动员全社会的力量。在这次疫情应对中，尤其是在早期，市场机制和社会组织发挥的作用没有达到预期，有些社会组织甚至受到公众的质疑。一方面，政府要了解与疫情防控相关的企业和社会组织的能力，不能在疫情中把包袱甩给能力不够的组织。另一方面，政府也要培育相关企业和社会组织的能力，监管它们的运行，让它们健康良性发展。此外，要制定好企业和社会组织参与抗疫的预案，既要发挥它们的积极作用，也要做到协调有序。

四、建构危机之后学习与问责相平衡的机制

要避免灾难产生，并且在灾难发生之后能够有效应对，需要建立学习和问责机制。一方面，政府部门可以通过学习，积累治理经验，提升应对复杂问题的能力，避免未来再犯类似错误。另一方面，上级部门通过对下级部门和官员的问责，可以让政府部门和官员富有责任意识，通过责任意识形成担当意识，从而促使他们在第一时间处理和解决应急事件。在建构政府部门和官员的学习和问责机制过程中，需要避免过分强调问责而忽略学习，否则就会出现不断问责而改革没有进展的情况。基于危机事件的政策学习有大量文献，研究表明，有效的政策学习取决于很多因素，其中一个重要方面就是保持问责与学习的平衡，不能以问责来代替学习和反思，

以免只问责不改进，也不能忽视问责，以免导致一切改进都流于形式。

经过 2003 年 SARS 危机，我们的应急管理学科得到很大发展，应急管理体制和机制取得了长足进步，甚至建成全球最大规模法定传染病疫情网络直报系统，但是 17 年后还是犯了同样的错误，没有在第一时间将公共卫生事件处理好，一些地方政府在疫情初期还是显得手足无措，举止失当。这说明基于 SARS 危机的政策学习和治理学习还不够深刻，在某些方面还没有转化为能有效运转的制度，没有转化为驾驭风险的能力。在某些方面，我们的学习还停留在口头上、纸面上，没有化为制度的变化、思想的变化、行为的变化。一方面，很多政府组织离学习型组织有很大距离，学习不具有系统性、针对性和可传承性。管理学大师彼得·圣吉曾经提出，建立学习型组织需要遵循五项原则，即自我超越、改善心智模式、建立共同愿景、团队学习和系统思考。很多部门采取片面的学习方式，学习不具有历史传承，不能形成组织记忆和组织文化。另一方面，在学习途径上，很多组织只注重借鉴别人经验，不注重自我创新，使得很多学习停留于形式，常常不能够将学习内容与自身情景相结合，容易出现不能够转化为解决问题的能力的现象。改变这种现象需要政府部门在学习中具有创新精神，能够根据自身情景寻找具有本地特色的解决方法，学习过程也是创新过程。

要通过对疫情的反思，重新确定不同政府部门和官员在突发公共卫生事件中的责任。负责任的政府是公共管理追求的重要价值，也是中国共产党执政的合法性基础。危机事件之后，一个常见的做法是一些官员因为自身行为而受到处罚。当然，官员的行政责任、法律责任、政治责任、道德责任是问责体制中的应有之义，我们需要通过问责来让政府向人民负责，没有问责就敲不响警钟。但是在问责的同时，更需要从制度层面去厘清不同政府部门、不同层级政府在公共卫生疫情防控中的责任，并通过体制机制的重构，将客观责任转化为官员个人的主观责任意识。问责的前提是责权利的配置要清晰：中央与地方、条条与块块、专业部门与事业单位、政府与社会等等，各自应该承担什么样的责任？党委和政府应该怎么分工？如何更好地运用自 2019 年 9 月施行的《中国共产党问责条例》？如何完善各地的行政问责办法？如何完善各地各部门的绩效管理制度？等等。这些都是值得思考的问题。

五、促进应急管理理论与实践的有机融合

2003 年 SARS 疫情之后，公共管理学界高度重视应急管理研究，取得了一系列成果。在各方推动之下，应急管理部于 2019 年成立，各个部门建立了"一案三制"。尽管如此，此次新冠肺炎疫情警示我们，我们要走的路还很远。从理论与实践互动的角度来看，一方面，很多公共管理学者关于疫

情防控的研究没有得到应有重视，政府与学界的良性互动还不够充分；另一方面，疫情防控研究还不够全面、不够深入，很多研究因为脱离实际而难以得到实践部门的共鸣。推进疫情后的公共卫生之治，需要更好地促进公共卫生应急管理理论与实践的有机融合。

有机融合包括三个方面：

加强公共卫生应急管理的研究。应急管理学科，包括公共卫生应急管理，其发展和成长离不开研究团队和基金项目支持，可以在国家自然科学基金和国家社会科学基金专门设立相关的子类型，也可以通过科技部、卫健委、应急管理部等来立项支持，推动一批学者长期从事相关研究。目前高校和相关研究机构在应急管理方面的研究力量还不够，还需要大力发展。这些研究既要关注中国现时的应急管理实践，还要关注国外经验和中国古代实践，使得研究与中国情景有机结合。在条件允许的情况下，应设立公共卫生应急管理的重大项目，特别是跨学科项目，引导生物学、医学方面的专家同公共管理学、社会学、心理学等方面的专家协同攻关。

加强公共卫生应急管理的教学。目前应急管理的人才培养工作远远滞后于实践需求，在公共卫生应急管理方面尤其如此。一方面要解决师资不足、规模不足的问题。有些公共卫生学院在流行病学和医院管理等方面力量雄厚，但是在行政管理和公共政策方面则比较薄弱。公共管理学院则恰恰相反。应该通过全国公共管理专业学位研究生教育指导委员会，系统谋划，在 MPA 教育中更大力度推行公共卫生应急管理的教学培养。各级党校也应该在这方面发挥更大作用。另一方面要解决应急管理教学实用性不高的问题。应急管理的实践性很强，纸上得来终觉浅，特别需要采用实践教学、模拟教学、案例教学等形式。中共中央党校在这方面已经走在前面，可以为全国提供经验。

加强政府部门与学术机构、学者的合作，建立有效互动的体制机制。一方面，政府可以通过成立决策咨询委员会等方式，将公共管理和应急管理学者纳入决策场域，让他们能够熟悉应急事件的情景和运作，更有效地运用并完善应急管理理论、方法、技术，最终使应急决策的科学化水平得以提升。另一方面，政府还可以通过设立项目，建立应急管理研究智库，委托高校进行人员培训等，促进与学界之间的互动，为未来的公共卫生应急治理进行知识储备。

第二章

完善突发公共卫生事件预案与预警机制

　　新型冠状病毒肺炎疫情影响深重，世界卫生组织紧急情况委员会于 2020 年 1 月 30 日宣布，新冠肺炎疫情构成国际关注的突发公共卫生事件（PHEIC）。此次疫情暴露出我国突发公共卫生事件预案与预警机制还不完善。首先是在预案和主动预警方面，虽然各级应急预案已建立，但由于突发公共卫生事件的不确定性和动态化发展，对疫情的及时识别和预警能力仍显滞后和不足。其次是在疫情评价证据和信息透明方面，鉴于公共卫生事件的突发性和预警决策的迫切性，信息公开存在缺陷和不足，特别是疫情初期的信息披露出现障碍。最后是在预警后快速反应和管理方面，虽然公共卫生事件应急管理体系基本建立，但动态综合的管理机制有待提升。防控和应急管理各相关部门之间权责有待进一步明晰，各决策部门之间尚未形成迅速有效的综合决策机制，整体防控能力有待进一步提升。目前正处在抗击疫情的攻坚期，全国大部分地区防控已经见效，发病例数回落，抓紧回顾和反思此次疫情，特别是疫情早期的应对，有针对性地改进和完善相关预案和预警机制，具有重大现实意义。突发公共卫生事件具有成因多样性、分布差异性、传播广泛性、种类多样性和危害复杂性等特性，客观评价处置各类突发公共卫生事件的能力，并针对不足之处进行合理有效的准备，一直是卫生应急管理部门关注的重点和难点[①]。

一、预案与预警的准备

（一）完善应急保障体系

1. 物资储备

我国在相应的物资上储备不够，存在一定短缺，例如防护服和医用、公众使用的口罩等。在此建议应急保障工作应该加以完善，尤其是医用和防护物资要准备充足，同时对相关生产企业给予相应的补贴，使其在非应急情况下准备必需

① 屈腾佼，谷仕艳，李萌竹，等. 中国卫生应急管理发展现状及面临挑战. 中国公共卫生管理，2019（4）：433-435，440.

物品，以备不时之需。在应急保障体系方面需要进行更深层次的、系统集成的战略部署。完善应急保障体系首先需要保证充足的资金和物资，拓宽经费筹集渠道，实现资源的优化配置，做好卫生应急物资储备工作，形成完善的、严密的保障网络和计划。我们建议在经费保障方面要实现政府拨款方式的多样化，不要仅仅依靠各地区的卫生应急预案资金拨款。同时要保证专款专用，明确每一笔资金的流向，加强对卫生应急资金的及时监测与管理。在卫生应急物资储备上，卫生行政部门要组织和协调卫生系统应急物资的准备工作；疾病预防控制机构要指导和协调应急物资储备工作，根据传染病预防控制、公共卫生污染事故等事件现场处置需要分析资源现状，制定资源储备计划；社区卫生服务中心要做好管辖范围内的消毒和自我防护品的储备。

2. 捐赠渠道

在资金获取渠道上，尽管其他省市政府、社会群体、海外留学生等自发进行了支援捐助活动，但是对于防护救助一线来说，此次捐款和慈善的渠道不够畅通。同时，在捐赠过程中，出现违法集团趁机牟利的情况，红十字会工作存在漏洞的情况，等等。针对此种情况，中国红十字会总会工作组实地走访了武汉市防疫应急物资储备仓库、国药控股湖北物流中心仓库，深入了解物资接收、调配、分发、公示有关情况；到湖北省疾控中心、火神山医院等地，实地督导捐赠物资发放工作；赴湖北省和武汉市红十字会，指导规范捐赠款物接收使用和信息公开工作等。我们建议组织多种多样的募捐活动，向社会募集治理经费；同时要引入专业的第三方组织，以便有效、及时、透明、公开地完成应急过程中的捐赠慈善工作。

3. 专业人才

在人才队伍方面，部分人员在应急体系中的职责不明确，同时专业人员编制普遍存在不足。复合型公共卫生应急专业人才需要拥有对突发公共卫生事件现场的判断、组织、协调和指挥能力，此外还需要有很强的团队合作、逻辑思维、心理反应能力，以及优秀的流行病、卫生统计和社会医学专业知识背景。我国应加强人才队伍的建设，在高校开设相关专业，并加大培养支持力度。在提升复合型人才的能力培养方面，需要不断改进和完善培养模式，保证我国复合型人才的能力和数量[①]。

（二）理顺应急管理机制、明晰各级机构权责

从 2019 年 12 月 1 日武汉市首例病人发病，到 2020 年 1 月 23 日武汉"封城"，延迟的预警给疫情控制带来不利影响。按照现行《传染病防治法》规定，省、自治区、直辖市人民政府卫生行政部门定期公布本行政区域的传染病疫情信息。

---

① 杨土保，孔繁晶，魏捷. 突发公共卫生事件应急人才现状及培养模式. 实用预防医学，2012（2）：304 - 309.

传染病暴发、流行时，国务院卫生行政部门负责向社会公布传染病疫情信息，并可以授权省、自治区、直辖市人民政府卫生行政部门向社会公布本行政区域的传染病疫情信息。《突发公共卫生事件应急条例》第二十五条和《突发公共卫生事件与传染病疫情监测信息报告管理办法》第三十二条，对传染病疫情信息公布主体也做出类似规定。也就是说，发布传染病信息的主体包括国务院卫生行政部门，以及被授权的省、自治区、直辖市卫生行政部门。

此次疫情的延时预警暴露出相关法律和法规有待完善和细化。在具体实施的过程中，武汉市在获取上级审批的过程中存在时间延迟的情况，没有临机处理突发情况。针对此种情况，建议完善有关传染病预警机制的法律法规，如增加条款，允许地方政府具备一定的鉴定和反应机制，可以自主和灵活地识别发生的状况并进行预警，同时上报情况，中央可根据疫情发生状况和评估结果对地方的预警进行解除或者升级，以提升预警的及时性。通过理顺各应急部门的职能来实现部门之间资源和力量的合理部署，减少因多个部门参与带来的权责交叉情况，通过实现各职能子系统与指挥机构之间的协调联动，增强事发地政府各部门之间的协调联动①。

---

① 黄晓燕，何智纯，冯晓刚. 上海市卫生应急体系发展的实践和探索. 上海预防医学，2019 (9)：724-730.

二、突发公共卫生事件监测、评估鉴别和发现

(一) 开展全面的风险评估

此次疫情暴露出对疫情风险评估和研判能力的不足。适时、全面的风险评估可为科学制定防范与应对措施提供重要依据。2019 年 12 月 31 日,武汉市卫健委发出通报:"专家从病情、治疗转归、流行病学调查、实验室初步检测等方面情况分析认为上述病例系病毒性肺炎。到目前为止调查未发现明显人传人现象,未发现医务人员感染。"如果情况属实,则当时专家的判断存在一定程度的疏漏。研判和鉴别需要纳入多学科的专家,专家组成不仅需要来自医学和公共卫生相关学科,还需要考虑纳入公共管理、危机处理、社会治理多学科领域,对突发公共卫生事件的性质、原因、发展趋势等进行分析调查评估,为指挥机构的科学决策提供参考。面对新发传染病和输入性传染病,要进一步落实综合监测和风险识别,加强国际国内舆情信息、其他部门以及周边省市通报信息的收集,减少可能造成的人群健康危害和公共卫生风险。探索更加科学实用的公共卫生风险评估方法,在确定风险的基础上,分析阐述事件发生的可能性、严重性及相关影响因素。根据风险评估情况,为政府部门提供科学有效的建议,实施适当的防控措施和应急准备。

目前我国的公共卫生事件风险评估大多由省市和区域的卫生行政和疾控机构进行，基层部门未建立风险评估机制，因此难以及时反映情况。未来需要各级机构建立起以任务为导向的模拟风险评估机制，梳理事件处置任务清单，确定处置任务能力指标，评估现有实际能力，并提出风险评估建议，评估处置各类突发公共卫生事件的卫生应急能力和改进重点[①]。

（二）完善疫情预警系统和疫情判断机制

此次疫情中，武汉市疫情判断和信息披露不及时，遭到了公众质疑。客观来说，疫情的判断只能根据病毒的发展逐步推断，但信息披露的缺失和延迟是可以避免的。应该认识到，我们需要拓宽预警和疫情研判渠道，例如包括新闻机构、社会媒体、公众等多渠道的预警。对于公共舆论空间的保护、信息的及时披露、有关疫情数据信息的准确归集和及时研判，是检验群防群控治理效果和稳定公众恐慌情绪的重要环节。对于社会渠道发布的有关预警消息，不应简单以不专业或者不准确而忽视，甚至以谣言加以整治，应该多以证伪的方式加以补充和完善。未来应允许多元预警空间的存在并加以保

---

① 詹美蓉，谢忠杭，蔡少健. 突发公共卫生事件应急预案评价指标体系构建初探. 预防医学论坛，2019（3）：190-193；黄晓燕，陈颖，何智纯. 城市突发公共卫生事件应急处置核心能力快速评估方法的研究和应用. 中国卫生资源，2019（3）：236-241.

护利用。同时各相关卫生部门应定期和不定期通过线上和线下的方式，向社会公布疫情和突发事件信息动态。在重特大公共卫生事件发生前后，政府一定要完善及时有效的信息传播与发送机制，使人民群众对突发公共卫生事件提前进行心理准备和正确处置①。

进一步完善预警指标体系，需要突出体系的全面性、可行性、完整性。体系的建立要考虑组织体系、协调体系、监测预警及报告、应急准备、应急处置、应急保障、预案管理等方面，并细化为具体指标。指标体系要通过日常应用和突发事件应用来进行测试，并综合进行健康影响、经济影响及社会影响等多个层面的评价，尤其是经济影响的量化评估②。

（三）建立科学透明的信息披露和沟通机制

疫情发生后，国家卫健委自 2020 年 1 月 11 日起，开始每天更新疫情最新动态。1 月 20 日，习近平总书记做出重要指示，指出要把人民群众生命安全和身体健康放在第一位，制定周密方案，组织各方力量开展防控，采取切实有效措施，坚决遏制疫情蔓延势头。之后，国家相关部门组织召开了多场新闻发布会，在此过程中，信息发布和传播的正规性、权

① 常凌. 突发公共卫生事件应急管理探索. 党政论坛，2016（1）：38-41.
② 詹美蓉，谢忠杭，蔡少健. 突发公共卫生事件应急预案评价指标体系构建初探. 预防医学论坛，2019（3）：190-193.

威性,对公众了解和掌握相关疫情、做好个人防护、配合疫情防控起到了重要作用。

由此可见,相关信息的公开透明是疫情防控的重要一环。总结这轮应对疫情的做法,借鉴国外经验,可以通过分工协作的方式,将信息进行分类和划分,指定专门的部门和人员对所划定领域的信息进行搜集汇总,及时把有用的信息向市民汇报,对潜在的危害市民健康的信息,积极制定应急预案和应对措施,以备不时之需。需要形成信息搜集、处理、应对、再搜集这样一个循环往复的过程。另外需要提升警报接受效果,例如改善警报的发布方式,在发布警报信息时,信息的内容要尽可能简洁明了,让所有人能够理解警报的内容①。

我国应该加强危机信息系统建设,对预警阶段的危机信息进行收集、整理、分析,还要掌握危机处理过程中的信息并及时公布,充分尊重老百姓的知情权,让老百姓知道疫情的发展和防护措施,避免信息不对称引发的恐慌。同时,在疫情的处理过程中注重对新闻媒体的管理,设置专门的新闻发言人和严格的新闻发布制度,保证在危机处理工作正常进行的基础上及时、准确地向公众发布相关信息。

---

① 冯启明,韦波,张志勇. 构建突发公共卫生事件危机管理系统的理论分析. 卫生软科学,2005(3):190-192.

三、突发公共卫生事件预警后的处置

（一）完善预警后的应急指挥系统

此次疫情中，在湖北省向中央政府报告之后，中央及时派工作组和专家组赴武汉市，指导开展疫情应对和处置工作。同时国家支持建立大规模病房和隔离区，例如雷神山医院、火神山医院、方舱医院等。但是在应急指挥中暴露出三个问题：一是应急管理流程没有明确，指挥决策过程中职责分工不明；二是信息系统的辅助能力不足，在突发事件发生时所起到的作用有限；三是指挥决策过程中部门间的横向协调存在障碍。

预警后的及时有效处置需要有完善的应急指挥系统，需要完善平时卫生应急准备和一般事件应急响应。实行统一领导、分级负责、条块结合、属地管理。卫生行政部门还需要牵头与环保、农业、检疫、应急管理等部门，建立起政府部门间的横向卫生应急协调机制。可参照国防动员的机制，对平时组织指挥流程进行优化再造，形成靠前指挥、扁平化管理的战时卫生应急指挥模式。同时应急指挥系统的建立不仅仅需要完善的体制，还应该与大数据、网络化相结合，以便更高效地进行实施和处置。

（二）完善预警后的应急组织体系

完善应急组织体系需要加强医疗机构、疾病预防控制机构、卫生监督机构、环境保护部门、农林部门、应急管理部门等相关部门的协同。要对患者进行分类处理（紧急处置生命垂危患者、维持危重患者生命以便救治、对与传染病患者有密切接触的人进行隔离观察、对易感人群进行预防性用药以提高抗病能力），并根据疫情情况，划分出不同的区域，对疫源地进行彻底消毒处理，切断传播途径。在后勤保障方面，相关部门要负责资源的供应与运输以及秩序的维护，保障医疗救治药品、避难场所生活用品供应；紧急调用车辆，开辟绿色通道，保证救治车辆、物资运送车辆、人员疏散车辆在第一时间到达；对疫区进行封锁，维护现场秩序，保证救治车辆、物资运送车辆、人员疏散车辆的顺利运行。在公共事务方面，需要协调民政部门、财政部门、旅游部门、气象部门、教育部门、新闻办、媒体、企业、非政府组织、国际组织等，保障受影响群众基本生活的安置和外部关系的处理，及时向社会公众公布疫情及其处置情况，并宣传预防措施，做好信息通报工作。在信息管理方面，需要协调科技信息部门、宣传部门、新闻办，负责传染病突发事件相关信息的及时整理与上报[1]。在应急组织体系建设上可以参考国外经验。例如美国的组织运行系统，在决策系统、执行系统、保障系统之外，还包括信息系统、应急网络系统和流行病检测系统等，通过每个系统的监测预警功能，全方位把握突发公共卫生事件的发展趋势，以进行反应和决策。

---

① 常凌. 突发公共卫生事件应急管理探索. 党政论坛, 2016（1）：38-41.

第三章

完善公共卫生应急管理体制

人类进入 21 世纪后，先后遭遇三次冠状病毒的侵袭，即"非典"（SARS）、中东呼吸综合征（MERS）和新冠肺炎疫情。其中，两次发生于中国的疫情都与应急管理体制密切相关：2003 年的"非典"催生了中国的应急管理体制，2020 年的新冠肺炎疫情检验了中国改革后的应急管理体制。如果说"非典"开启了中国应急管理体制创建的"机会之窗"，那么，新冠肺炎疫情则应开启中国应急管理体制完善的"机会之窗"。

一、公共卫生应急管理体制：从"应急办"时代到"应急部"时代

作为一类突发事件，重大公共卫生事件的

影响往往超越医疗卫生领域，形成系统性风险。探讨公共卫生应急管理体制，必须研究国家应急管理体制。前者是后者的组成部分，也反映后者的特点。国家应急管理体制的变化必然会影响公共卫生应急管理体制。而且，在我国，国家应急管理体制的构建是由公共卫生事件所推动的。

1986 年，苏联发生切尔诺贝利核电站事故后，国际原子能机构要求各有核国家加强监管。作为一个术语，"应急管理"最早由核电领域引入中国。准确地说，那时的应急管理主要是"核应急管理"。现代意义上的以综合性为主要特征的应急管理起源于 2003 年的"非典"。2003 年上半年，我国内地 24 个省区市发生"非典"疫情，波及 266 个县市区，累计报告病例 5 327 例，死亡 349 例。其中，医护人员大量感染，高达 1 002 例[①]。一开始，人们对病毒认识不清，将其称为"非典型性肺炎"（简称"非典"），这是因为：病人的症状与肺炎相似，但医生又无法按照治疗肺炎的方式加以治愈。后来，世界卫生组织将其命名为"严重急性呼吸综合征"（SARS）。这次疫情让人们觉察到，21 世纪的风险与以往不同：在全球化、工业化、城市化与信息化的交互作用下，现代社会的风险越来越表现出高度的复杂性、不确定性、流动性、跨界性、新奇性，必须跨越既有行政边界、地理边界，

---

① 柳建辉，等 . 百炼成钢：中国共产党应对重大困难与风险的历史经验 . 北京：人民出版社，2017：352.

方能有效应对。

"非典"之后,我国总结抗击疫情的经验和教训,开始了以"一案三制"(即应急预案和体制、机制、法制)为核心的应急体系建设。在应急体制方面,国务院办公厅内设应急管理办公室(简称应急办),承担运转枢纽的作用,履行应急值守、信息汇总和综合协调三大职责,以统筹应对自然灾害、事故灾难、公共卫生事件和社会安全事件等四大类突发事件。从国务院到县级市人民政府,办公厅(室)均组建了应急办。

在我国,公共卫生事件主要包括传染病疫情、群体性不明原因疾病、食物与职业中毒、动物疫情及其他严重影响公众健康和生命安全的事件。其应对的主责单位是医疗卫生行政部门。仿照政府应急办的设置,各级医疗卫生行政部门在办公厅(室)内部设立"卫生应急办",协调开展公共卫生事件的应对,参与其他类型突发事件的医学救援。政府应急办与卫生应急办分别负责综合应急管理与专项应急管理,存在业务上的指导与被指导的关系。

在应急办的三项职责中,综合协调是最为重要的,同时也是最为薄弱的。但是,应急办只是办公厅(室)的一个内设机构,行政架构偏低,在实践中难以协调其他职能部门。国务院应急办作为一个司局级单位,当特别重大突发事件发生时,难以协调、调动各个相关部委的资源。

为了弥补应急办架构、级别偏低的弊端,地方政府纷纷组建"应急管理委员会"(简称应急委),政府应急办是应急委的办公室。通常，应急委的领导是政府最高行政首长。这种制度设计在一定程度上缓解了地方政府应急办权威性不足的问题。作为应急委的办公室，应急办下设若干个专项指挥部。通常，卫生应急办也是政府应急办的公共卫生事件指挥部。如果公共卫生事件的规模、影响、后果有限，卫生应急办负责协调系统资源进行处置。反之，如果事件规模大、影响广、后果严重，政府应急办就会代表应急委，协调工信、交通、公安、教育等各方面资源、力量，协同加以应对。

当时，国家层面并没有成立应急委。特别重大突发事件发生后，党政高级领导就会临时成立指挥部，利用高层次行政权力，超常规调集应急资源。例如，2008 年初，中国南方地区发生低温雨雪冰冻灾害，国务院在国家发展改革委设立煤电油运和抢险抗灾应急指挥中心，而国务院应急办发挥的作用有限。"强化应急管理办事机构的权威性和综合协调性是应急管理体制改革与创新的着眼点。"① 但是，应急办逐渐将自身的职责矮化为充当领导在应急决策方面的"参谋"和"耳目"，放弃了对综合协调的追求，为我国应急管理体制改革埋下了伏笔。

2018 年，党的十九届三中全会启动党和国家机构改革，明确提出要构建统一领导、权责一致、权威高效的国家应急

① 《中国应急管理的全面开创与发展》编写组. 中国应急管理的全面开创与发展（2003—2007）. 北京：国家行政学院出版社，2017：353.

能力体系。在随后展开的机构改革中，国家卫计委改为国家卫健委。它继续承担公共卫生事件管理的主责，保留了卫生应急办的设置。国家卫生应急办作为国家突发公共卫生事件指挥中心，从办公厅的内设机构变为一个司局级的独立单位。

应急管理改革的更大手笔是，我国整合 11 个部门的 13 项职责，组建了新的应急管理部。其中，国家防汛抗旱总指挥部、国务院抗震救灾指挥部、国务院安全生产委员会、国家森林草原防灭火指挥部、国家减灾委员会等五个高层次议事协调机构将办公室设在应急管理部。相对于四大类突发事件，按照大部制原则建立的应急管理部负责的却是"小应急管理"，因为它统筹绝大多数自然灾害和事故灾难的应对，公共卫生事件和社会安全事件不在其列。

按照应急管理改革方案，国务院办公厅的应急管理职责划转给应急管理部。应急管理部负责制定国家总体应急预案并对其他部门专项预案包括国家卫健委的应急预案制定进行指导。但应急管理部与国家卫健委同为部级的架构，只是平等的合作关系。而且，主要是应急管理部单向依赖国家卫健委，这是因为：在事故灾难应对过程中，应急管理部需要国家卫健委的医学救援支持。在公共卫生事件应对中，由于专业性很强的原因，应急管理部要么难以施以援手，要么只是众多参与部门之一。

在地方改革中，一些政府继续保留或新设了应急管理委员会。所不同的是，应急委办公室不再设在政府办公厅

（室），而是设在新组建的应急管理厅（局）。例如，北京市应急管理局是北京市应急委的办公室。只有作为应急委办公室，它才负责应对四大类突发事件，包括公共卫生事件。否则，它就只负责应对自然灾害与事故灾难两类突发事件，简称"灾害事故"。

二、处置新冠肺炎疫情：体制脆弱期发生的急难险重任务

经过一年多的改革实践，我国新应急管理体系的"四梁八柱"已经搭建完毕。然而，应急管理改革的"化学反应"尚未形成，引发、暴露、凸显了很多难以解决的复杂问题，特别是灾害事故应急管理中的统与分、防与救、上与下等关系亟须进一步理顺。作为平行关系的灾害应急管理与卫生应急管理，缺少一个顶层组织设计进行统筹协调。当公共卫生事件的影响越出医疗卫生领域时，这种缺位的影响就会凸显。

在医疗卫生系统内部，卫生应急办脱离办公厅而变为一个业务司局后，反而削弱了其内部协调能力。例如，国家卫生应急办与医政医管局是同级单位，当公共卫生事件发生后需要调动医院资源时，应急办反而不如以往作为办公厅内设机构时更有权威，因为办公厅是权力运行的中枢。当然，它作为一个司局级单位，更难以代表卫健委去其他部委进行协调。

目前，我国公共卫生应急管理体制正处于一个改革后"青黄不接"的断档期和脆弱期：一方面，新的体制机制正在探索和建设中，尚未定型、远不成熟；另一方面，旧有的体制机制已经不复存在，改革造成的震荡还没有完全被吸收。此时，新冠肺炎重大疫情不期而至。这既是对国家治理能力的一次"大考"，也是对国家应急和卫生应急能力的一次"大考"。

2020 年 2 月 3 日，习近平总书记在主持中央政治局常委会会议、研究加强新冠肺炎疫情防控工作时指出："我们一定要总结经验、吸取教训。要针对这次疫情应对中暴露出来的短板和不足，健全国家应急管理体系，提高处理急难险重任务能力。"应对这场重大疫情是一个典型的急难险重任务，因为：

第一，说它"急"，是因为病毒在人群中呈裂变式扩散。应急响应受时间的约束，如果不采取断然措施，越来越多的人的生命安全与身体健康将会受到威胁。然而，新冠病毒来无影、去无踪，形成一种难以感知与控制的风险。没有特效药物和疫苗，人们只能用古老的方法加以应对：隔离传染源，切断传染链，保护脆弱性群体。恐慌的情绪在公众中间散播，经济社会的正常运行受到扰动。

第二，说它"难"，是因为处置难度高。新冠肺炎疫情不是一个常规突发事件。尽管新型冠状病毒与 17 年前的 SARS 是"近亲"，但一些缺少危机意识和感知能力的地方决策者还是习以为常地将其与从容应对过的诸多传染病画等号，从而错过了早期防控的黄金期。等到人们认识到它是一场真正意义上的危机时，却发现疫源地的医疗资源与就医需求之间存在着巨大的缺口，而不得不采取"封城"、限制市内交通等极端措施。得不到及时收治的疑似病人或居家隔离造成全家感染，或奔波在就医的路上成为移动的传染源。疫情恰逢春节假期，大面积密集的人口流动给防控工作造成巨大的压力。而"封城"前，武汉 500 万人的向外流动，使得全国都面临着沉重的防疫任务。

第三，说它"险"，是因为新冠病毒具有强大的传染性，会造成医护人员的感染。面对大批患者，武汉市医生虽全力以赴，但也难以应对。从除夕夜开始，解放军和全国各地派来的医疗队纷纷赶来。但是，武汉市及湖北其他城市防护服、护目镜、N95 口罩等医疗物资的短缺现象却一时难以全部解决。据国家卫健委相关负责人介绍，截至 2020 年 2 月 11 日 24 时，全国共报告医务人员确诊病例 1 716 例，占到全国确诊病例的 3.8%；6 位医务人员不幸逝世，占全国死亡病例的 0.4%。

第四，说它"重"，是因为新冠肺炎疫情造成了大量的感染病例、疑似病例和死亡病例。截至 2020 年 2 月 8 日，全国共有确诊病例 3.37 万人，累计死亡 811 人，疑似病例 2.89 万人。如果从 1 月 20 日武汉市正式成立疫情防控指挥部算起，疫情暴发不到 20 天，但确诊病例是 SARS 的 6 倍多，死亡人数是 SARS 的 2 倍多，而 SARS 流行的时间长达半年之久。

遗憾的是，面对急难险重任务，应急管理部没能扮演重要的角色，因为公共卫生事件的应对不在其职责范畴。作为国务院联防联控机制的成员单位，应急管理部积极作为、主动作为，围绕国家疫情防控的总体部署，开展了一系列工作。但是，限于职责边界的约束，应急管理部的作为无外乎加强疫情流行期间的防灾减灾、安全生产工作，防止"忙中添乱"、灾情叠加。当然，一些地方应急管理部门也参与了风险分析、物资调运、社区防控等工作。总体上说，新成立的应急管理部门扮演了较为边缘化的辅助角色，因职责和权威所限未能发挥出综合优势。

同时，在国家卫健委内部，卫生应急办鲜有作为。相比之下，疾病预防控制局、医政医管局与国家疾控中心等单位在疫情应对中发挥了较为重要的作用。疾病预防控制局负责完善疾病预防控制体系，承担传染病疫情信息发布工作。医政医管局负责调集医院的医疗力量，参与对武汉驰援，救治感染者。作为国家卫健委下属事业单位，国家疾控中心负责卫生突发事件监测和风险评价、流行病学调查等工作，在重大疫情处置中的作用不可或缺。

在很大程度上，卫生应急响应能力取决于常态管理向非常管理转轨是否顺畅。如果顺畅，就能迅速控制疫情所造成的失序、失控、失稳状态。科学高效的应急体制是确保常态与非常态平滑接转的基础与前提。此次疫情发生于应急管理改革的特殊时期，既有的应急体制问题百出。一个不容否认的事实是：应急体制暴露出来的问题不是因为各项改革措施没有完全到位，而是因为应急管理改革还必须实现体制性的突破与跃进。

三、新冠肺炎疫情响应行动中形成的"战时体制"

疫情发生后，党中央、国务院高度重视，采取了非同寻常的重大举措，以有力、有序、有效地控制疫情：一是响应级别特别高，习近平总书记亲自指挥与部署，中央成立疫情应对工作领导小组，国务院建立联防联控机制，中央赴湖北指导组到湖北各地指导，31 个省区市都启动了一级响应；二是响应措施特别严，武汉市断然"封城"并限制市内交通，各地延长春节假期并推迟学校开学、工厂复工时间；三是响应速度特别快，党中央一声令下，解放军、各地从除夕夜起纷纷组建医疗队驰援武汉，社会各界踊跃捐款捐物，火神山、雷神山两座医院以"中国速度"拔地而起。

在党中央的集中统一领导下，全国一盘棋、集中力量办大事和党对军队绝对领导等制度优势转化为强大的应急响应效能，在应急响应中得以彰显。但是，疫情应对也暴露出"短板"：从国家到湖北省、武汉市，应急管理部门和卫生应急办作用有限，国家和卫生应急体制有待于进一步完善。

重大疫情具有扩散性与跨界性，有效应对离不开高层次的指挥与协调机构。我国于 1952 年成立了由董必武副总理负责的中央防疫委员会。1957 年以后，这个委员会被改称"爱国卫生运动委员会"，但于"文革"期间受到干扰。1978 年，我国重新成立中央爱国卫生运动委员会。1998 年，该委员会改称"全国爱国卫生运动委员会"，办公室设在卫生部疾病预防控制局，名称沿用至今。目前，全国爱卫会主任是国务院副总理孙春兰，由 32 个成员单位组成。作为高层次的议事协调机构，它主要协调各相关部门，组织开展卫生城市、卫生城镇创建工作，动员社会公众参与环境卫生改进和健康促进活动。毫无疑问，全国爱卫会的这些活动有利于防止重大疫情的发生，但它不履行重大疫情应对的协调功能。

历史上，每逢重大疫情发生，各级党委和政府就会临时成立指挥部，自上而下动员党政军群各部门，全面投入疫情抗击行动。2020 年 1 月 21 日，遵照习近平总书记指示和李克强总理要求，国家卫健委牵头成立应对新型冠状病毒感染的肺炎疫情联防联控工作机制，成员单位共 32 个部门。联防联控工作机制下设疫情防控、医疗救治、科研攻关、宣传、外事、后勤保障、前方工作等工作组，分别由相关部委负责同志任组长，明确职责，分工协作，形成防控疫情的有效合力。

新冠肺炎疫情是一场由生物致灾因子引发的社会危机，超越了卫生部门应对的能力。它跨越了地理范围，从武汉传播到湖北其他市州，再从湖北扩散到全国各地，又从中国扩散到世界多个国家。同时，它也跨越了部门界限。如习近平总书记所言，疫情防控不只是医药卫生一家的事情，而是全方位的工作，需要党政军群协同应对。1月25日，习近平总书记主持中央政治局常委会会议，决定成立中央应对新型冠状病毒感染肺炎疫情工作领导小组，在中央政治局常委会领导下开展工作，加强对全国疫情防控的统一领导、统一指挥，再次提升了领导指挥和应急响应的层次。

全国各地按照中央的要求，成立了疫情防控指挥部或领导小组，由党委一把手担任指挥长。武汉市与湖北省分别于1月20日和1月22日成立高级别的疫情防控指挥部。临时性"战时体制"的启动提升了指挥、协调的层次和效率，有利于迅速稳定形势。但是，这也表明平时建立的卫生应急体制不能有效应对疫情，亟须完善。

四、卫生应急体制的完善之策

从长远来看，临时成立应急指挥机构、启动"战时体制"是疫情危急情势下的不得已之举，存在一定的弊端，如：指挥部临时成立，运行过程中成员之间存在磨合成本；应急行动结束后，指挥部解散，不利于应急经验的积累与传承；等等。2020年2月14日，习近平总书记在主持中央深改组第十二次会议时发表讲话强调："健全重大疫情应急响应机制，建立集中统一高效的领导指挥体系，做到指令清晰、系统有序、条块畅达、执行有力，精准解决疫情第一线问题。"未来，卫生应急体制必须完善，以有利于建设集中统一高效的领导指挥体系、有利于减缓平战转换产生的震荡。

第一，将国务院联防联控机制固定下来，成立"重大疫情联防联控指挥部"，办公室设在应急管理部。一般性疫情由国家卫健委负责处置并报重大疫情联防联控指挥部备案。当重大疫情发生后，重大疫情联防联控指挥部协助党中央指派的领导同志进行统筹、协调和调度。

在此基础上，国家还可以进一步将办公室设在应急管理部的国家防汛抗旱总指挥部、国务院抗震救灾指挥部、国务院安全生产委员会、国家森林草原防灭火指挥部、国家减灾委员会等归并、整合，成立国家应急管理总指挥部。届时，重大疫情防控可以成为总指挥部的工作内容之一。这样，就可以解决我国应急管理体系缺少顶层架构的问题。

第二，发挥应急管理部的协调作用，加强与其他部门的职责衔接。应急管理部作为国家应急管理总指挥部的办公室，在国家总体应急预案编制过程中应充分考虑重大疫情应对需求，指导、督促卫健委做好重大疫情的卫生应急准备，协调工信、交通、民航、宣传、财政等部门做好重大疫情应对的社会准备，目的是发挥应急管理部门的综合优势和其他部门的专业优势。在重大疫情发生期间，应急管理部代表总指挥部协调各个部门，解决各部门冲突、矛盾，协助党中央指派的领导同志开展应急指挥和处置。

第三，将疫情与应急管理部综合风险监测分析整合起来。我国古代将瘟疫归类于自然灾害，因为气候与疫病关系密切。应急管理部门形成了一整套完备的综合风险监测系统，如灾害信息员队伍，可以及时发现疫情苗头并报送信息，供卫生专业部门参考决策，也可以避免信息被专业部门隐瞒、误判而错过防治窗口期。这符合"强化风险意识，完善公共卫生重大风险研判、评估、决策、防控协同机制"的要求。此外，这还有助于防止疫情与灾害事故叠加，有利于复杂性危机的高效响应。

第四，把医疗物资储备纳入国家粮食与物资储备体系，加强应急生产、储备与调运机制建设。鉴于此次疫情应对中口罩、防护服等医疗物资短缺的问题十分突出，国家要建立医疗物资战略储备制度并将其纳入到国家粮食与物资储备体系中。这符合"健全统一的应急物资保障体系，把应急物资保障作为国家应急管理体系建设的重要内容"的精神。平时，应急管理部代表国家应急管理总指挥部，根据重大疫情风险形势和灾害事故医学救援的需求，指导、督促工信、国家粮食与物资储备、交通等部门分别做好应急物资生产、储存、运输机制建设，确保有备无患。

第五，借助国家区域性应急救援中心形成医疗队伍、物资的快速投送能力。由于我国幅员辽阔，应急管理部正在筹划建设东北、西北、华北、华中、西南、东南六个国家区域性救援中心，以提升快速机动和有效救援能力。重大疫情防控可依托六大中心，建设区域应急指挥中心，储备一定数量的医疗物资甚至包括方舱医院设备，开展应急救援队伍的综合演练，以同时提升重大疫情救援和灾害事故医学救援能力。此外，应急管理部与国家卫健委的航空救援与航空医学救援能力也可以统筹发展、相互促进。重大疫情是小概率事件，而灾害事故是大概率事件。二者的统筹有助于实现重大疫情应对准备的常备不懈，平复需求剧烈波动给防疫工作造成的影响。

| 第四章 |

完善应急医用物资的储备、采购与调配

2019 年底，一场不期而遇的病毒袭来。随着新型冠状病毒肺炎疫情逐步蔓延，口罩、防护服、护目镜等重要防护物资，面临紧迫的供需矛盾：一方面，应急医用物资需求不断增加，各级组织和个人，尤其武汉各大医院的供应告急；另一方面，应急医用物资库存太少，生产难以及时恢复，供应极其紧缺。为此，党中央、国务院高度重视，习近平总书记多次做出重要指示。李克强总理主持召开国务院常务会议，要求切实做好疫情防控重点医疗物资和生活必需品保供工作，确定支持疫情防控和相关行业企业的财税金融政策。中国是世界上最大的口罩生产国和出口国，年产量占全球的约 50%。

为何疫情暴发时口罩、防护服等医用物资出现如此大的缺口？我们需要认真反思：我们应该有什么样的应急医用物资储备、采购和调配机制？

一、应急医用物资储备与采购存在的问题

新冠肺炎疫情暴发后，应急医用物资储备、采购和调配方面暴露出了不少问题，主要表现为：

（一）应急医用物资储备明显不足

新冠肺炎疫情开始蔓延之后，很快各大医院医用物资告急，尤其是口罩、防护服等医用耗材更是紧张。2020 年 1 月《新京报》的微信公众号连续多期呼吁此事：开始是武汉市内的医院，如协和医院，后来是武汉市以外的医院，都存在医疗物资即将用尽或已经用尽的情况，并紧急请求社会支援。还有其他官方媒体或自媒体也在不断转发此类消息：咸宁市第一人民医院现有防护物资仅能维持一天；襄阳市中医院防护服已告罄，N95 口罩需消毒再利用；汉川市人民医院的橡胶手套快要消耗完；等等。为什么医用物资会出现这样的情况？

早在 20 世纪 70 年代初，我国就建立了国家医药储备制度。1997 年起，在中央统一政策、统一规划、统一组织实施的原则下，建立了中央与地方两级医药储备制度，实行动态

储备有偿调用的体制。1997 年 7 月颁布的《国务院关于改革和加强医药储备管理工作的通知》（以下简称《通知》）对医药储备与调用做出明确规定，即中央医药储备主要负责储备重大灾情、疫情及重大突发事故和战略储备所需的特种、专项药品及医疗器械；地方医药储备主要负责储备地区性或一般灾情、疫情及突发事故和地方常见病、多发病防治所需的药品和医疗器械。需紧急动用国家储备的药品和医疗器械时，原则上由地方储备负责供应，中央储备补充供应。发生一般灾情、疫情及突发事故或在一个省、自治区、直辖市区域范围内发生灾情、疫情及突发事故需紧急动用医药储备的，由本省、自治区、直辖市储备负责供应；发生较大灾情、疫情及突发事故或发生灾情、疫情及突发事故涉及若干省、自治区、直辖市需紧急动用医药储备的，首先由本省、自治区、直辖市储备负责供应，不足部分可按有关部门制定的办法，向相邻地区请求动用其医药储备予以支援，地方储备仍难以满足供应，可申请动用中央储备予以支持；发生重大灾情、疫情及重大突发事故，地方储备难以满足供应的，可按有关部门制定的办法，申请动用中央医药储备。

同时《通知》还具体要求：全国医药储备资金规模暂定为 12 亿元，其中中央 5.5 亿元、地方 6.5 亿元，分别由国务院及各省、自治区、直辖市人民政府负责落实。储备的品种均为国家已批准生产、上市销售的药品和医疗器械，未包括疫苗、杀虫、诊断试剂以及市场需求少、企业不愿生产，而又是临床救治中毒必需的特效制剂①。此外，医用应急物资储备制度也被写进了法律，新修订的《中华人民共和国传染病防治法》第六十三条规定："县级以上人民政府负责储备防治传染病的药品、医疗器械和其他物资，以备调用。"

不难看出，按照我国相关法律政策及各级应急预案的要求，应急医疗物资储备应有不同层面，如中央级、省级、市级、县级及各个医院的医疗物资储备等。而每一个级别都应该有相应的应急医用物资储备。虽然一次性耗材有保质期的要求，原则上医用物资的储备至少也应该坚持一个月左右。而学者调研发现，各级医疗机构防护用品类应急物资的发展是不平衡的，二、三级医院有部分经费用于应急物资的采购与维护，社区卫生服务中心没有专门的应急物资储备经费，所有经费来源都是自备经费。此外，各医疗机构也不清楚应急物资储备的种类及数量②。学者的研究结论，即当前我国备灾制度存在的问题可概括为"预案不细、储备不够、信息不全"③也验证了当下应急物资储备的不足。这就导致了应急物资储备工作与应急救助实施的衔接不够紧密，难以满足应急救助过程中的需求。本次疫情发生后，应急医用物资的供应

---

① 王子军. 建立突发公共卫生事件应急处理物资储备机制的探讨. 中国公共卫生管理，2004（6）：502-503.

② 张占岭，张建. 北京市朝阳区医疗机构防护用品类应急物资储备与使用情况调查. 实用预防医学，2013（9）：1109-1110.

③ 王东明. 以提高灾害应急救助能力为导向的备灾制度研究. 中国减灾，2013（19）：46-47.

不足，又进一步验证了这个结论。虽然中央医药储备很快为武汉调用了防护服和医用手套等，但是整体上的紧缺情况并没有得到充分解决。

（二）应急医用物资采购与供应方式单一

疫情暴发以来，社会捐赠资金和物资集中涌向了湖北省和武汉市红十字会等单位。为此，社会捐赠资金和物资的接收及其分配使用情况也备受外界关注。为回应社会关切，武汉市红十字会加大了向社会公开捐赠信息的力度和精准度，通过官方网站、"博爱江城"微信公众号等多种渠道向社会公示相关信息，并加快向医院等单位发放物资。湖北省新闻办截至 2020 年 2 月 3 日 12 时公布的信息为：全省累计接收社会捐赠资金 79.15 亿元，其中省级 42.17 亿元，武汉市 33.78 亿元；全省累计接收社会捐赠物资 1 139.31 万件（套、个、瓶），其中医用防护服 21.87 万套，N95 口罩 63.8 万个，医用（外科）等口罩类 430.82 万个，护目镜和防护面罩 12.97 万个，消杀防护类 17.67 万件（瓶）。

不难看出，新冠肺炎疫情的主要物资供给很大一部分来自社会捐赠，这当然是件好事，但也显示出了采购与供应的方式单一、僵化。尽管中央各部委各司其职，尤其是各级财政截至 2 月 6 日累计投入 667.4 亿元用于疫情防控，但具体如何使用这些资金，如何最快、最便捷地获得医用物资，并没有进一步的信息公开。时任武汉市委书记马国强回应武汉协和医院医疗物资紧缺问题说："所有的医用物资都在紧平衡状态，中央指导组和中央各部委也在帮我们筹措相关物资。"又加之正好赶上春节，国内生产能力不能及时恢复，国际采购又面临信息不对称、生产商和供应商不能及时对接的困难。所以，通过采购的方式获取物资的途径基本无法实现①。总之，疫情暴发后我们的应急物资采购与供应存在明显问题：方式单一，可选择使用的路径有限。

（三）应急医用物资供应与调配不及时、不合理

疫情暴发之后，我们需要立即启动应急预案，及时便捷地调配各类物资。本次疫情暴发后，不仅一线物资储备不足，还存在着生产供应跟不上、配置的结构性失衡等问题。多家媒体记者采访情况可以汇总为：各方物资都向武汉汇总，加之武汉的中心地位，实际上武汉的资源较为充足。但"武汉的医院之间有的出现资源囤积，有的医院则极度缺乏。事实上，卫健委向周边县市发放的也很少，周边县市的医院，就更加缺乏"，其"根本原因是缺少有效的宏观调度"。记者们对一线医务工作者的访谈与报道，也证实了应急物资调配不合理情况的客观存在。

---

① 口罩、防护服等医用物资日常采购，国内基本上没有从国外采购的先例，我们完全是自给自足，又加之从国外采购需要特别程序，所以，各个采购单位或集中采购部门基本没有国外供应商的信息积累，这也使得应急状况下的口罩、防护服从国外购买变得困难。

　　一家捐赠企业负责人从侧面提供了更加具体的情况，即"现在武汉的状况是武汉市慈善总会主要负责接收资金捐赠，红会主要接收物资捐赠"。2020年1月30日的《中国经营报》报道了武汉市红十字会有争议的分配方案，并介绍了具体分配方式，即一些定向捐赠的防疫物资，比如捐赠单位在捐赠时就写明了具体捐给哪些单位，一线医院和基层单位凭盖有单位公章的介绍信可以前来领取物资；其余物资均需武汉市卫健委或武汉市新冠肺炎疫情防控指挥部统一协调，根据医院或基层单位的实际使用需求统一分配。而与此同时，1月31日的经济观察网刊登了题目为《湖北省疫情防控指挥部：非定向捐赠物资分配方案由红十字会自行拟定》的报道。该报道披露了武汉各家医院对于物资供应分配不公的种种抱怨，也公开了应急物资调配的情况，即湖北省疫情防控指挥部社会捐赠组将捐赠物资分两类：定向捐赠直接捐赠给定向单位或个人；非定向捐赠物资由湖北省红十字会、慈善总会、青少年基金会自行拟定分配方案后上报社会捐赠组，经过审核和批准就可以进行捐赠。而针对社会各界对武汉市红十字会调配物资的质疑，当地政府有关部门在1月31日9时举行的新闻发布会上回应说：消耗量大于供应量；捐赠物资和急需物资品种型号标准不能很好对应；周转不够快；调拨不够及时。下一步将责成慈善机构每3天发布一次接受捐赠的情况，也要求在网上公布地方捐赠及物资分配的情况，等等。

二、完善应急医用物资储备与采购的对策建议

备灾防灾理念与制度在我国由来已久。古代备灾防灾主要是储备各类粮食，如明朝时期，政府为督促积粮备灾，不仅将地方官的考核、黜陟同预备仓积粮达标情况结合起来，还采取了纳粟入监、纳粮免考、纳米充吏等多种措施。在当代备灾制度中，救灾物资的储备已经扩展为生活类、救生类、医用类等多种类型物资。当然，除救灾物资储备外，当代备灾防灾制度还包括灾害救助应急预案制定和演练、灾情信息交流、救灾资源储备等[①]。为此，吸收和借鉴古今中外已有的经验教训，从储备、购买和调配等环节解决应急医用物资供应问题势在必行。

（一）健全和完善多样化的应急医用物资储备

1. 各级政府部门应该确保足够的应急医用物资储备

俗话说得好："库里有粮，心中不慌。"这对于应急医用物资的储备同样适用。按照我国相应法律政策的要求，中央、省、市政府以及各个医院都应该在其责任范围内储备足够量的应急医用物资。而以美国为例，美国联邦卫生和公共服务

---

① 王东明. 以提高灾害应急救助能力为导向的备灾制度研究. 中国减灾，2013（19）：46–47.

部、地区或州医院应急准备系统都有足够的药品及其他医用物
资的储备。美国国家疾病预防控制中心规定了具体的应急医
用物资及其库存制度，并专门针对生物恐怖活动和公共卫生
突发事件建立了急需药品、疫苗、解毒剂和其他医疗器材的
库存机制。其目的是防止可能出现的地方储备医疗物资耗尽
或短缺情况，以保证医疗物资的充分供应。除此之外，为应
对 H5N1 型禽流感在人与人之间的可能性传播，美国食品药
品监督管理局（FDA）在 2007 年 4 月核准了国际上首支人用
H5N1 型禽流感病毒疫苗的生产，但未将此疫苗上市，而是暂
时纳入国家储备掌控，储量足够 2 000 万人的用量①。这些足
以说明强化应急医用物资储备的重要性和急迫性。

2. 各级政府的应急医用物资储备方式可以多样化

对于应急医用物资的储备，各级政府应结合各地实际情
况，可以直接库存足够的数量（如多少个月多少人次），也可
以同时以购买服务方式由相应企业代为储备或保管。以美国
为例，美国医疗物资储备将物资分为两大类：一类是 12 小时
能够到达的紧急物资，预先以成套的形式包装好，存储在国
家战略储备库，占战略储备的 6％；一类是针对性紧急物资，
可在 24～36 小时部署到位，其中一部分通过合约储备于供应
商处，占战略储备的 4％，还有一部分存放在战略储备仓库

---

① 于双平，姜晓舜，王松俊. 美国的灾害救援应急医疗物资国家战略储备.
中国急救复苏与灾害医学杂志，2008（4）：228 - 230，238.

中，占战略储备的 90%。这些物资储备每年需要联邦政府支出数亿美元左右。我国各级政府应该摸清需求、统筹核算、因地制宜，采取灵活多样的储备方式。

3. 中央机关应该做好各级政府储备资源的统筹工作

中央机关除负责督促落实多样化的储备方式和足额的储备数量外，还应做好应急医用物资的规划和政策制定，统筹整合中央和地方医用资源的储备，加强中央与地方之间、政府部门之间、军队与地方之间联动，确保应急医用物资审批、生产、收储、调运和接收等环节高效运转。以美国为例，美国的联邦战略储备库采取统一调配的方式，美国本土任何一个地方出现公共卫生突发事件，接到联邦政府指令并启动计划后，可按照预案迅速启动。药品通常分两个阶段通过空运或陆运送达目的地：第一阶段的发货被称为"12 小时综合包"，12 小时意味着药品和器材将在 12 小时内送达，综合包则意味着预先包装好的一系列可能用得上的药品和器材，地方当局只需发出请求、不必指定药品和器材，即可得到整套综合包。第二阶段是发送"针对性库存包"，即针对具体疾病所需要的专门药品和器材，可以大批量地发送到指定区域。在药品和器材发送的同时，联邦政府疾病控制中心的技术顾问组也会被同时派往现场，协助地方当局接收、分发、组装药品和器材。一旦送达当地机场，药品和器材就由地方当局负责管理，地方当局对其进行重新包装和分发[1]。我国的应急

---

[1]　苏华，王斌. 美国的公共卫生应急机制. 全球科技经济瞭望，2003（8）：13‑18.

医用储备物资的统筹调配也应该通过应急预案或相关制度实现规范化和制度化。

（二）健全和完善快捷化的应急医用物资采购机制

1. 各级财政部门应该迅速打开"绿色通道"

应急状态下的医用物资采购，应该按照《政府采购法》中的紧急采购对待，采购审批、程序和途径等都应从快、从简。以美国为例，美国联邦政府 2007 年制定的《紧急状态采购规则》除要求各个采购机构要有专门的应急采购预案外，还详细规定了应急采购的具体运行程序、简化的相关采购文件、可重复的采购、允许照顾小企业等条款。针对本次疫情蔓延，我国财政部很快发布关于疫情防控采购便利化的通知，并要求各级国家机关、事业单位和团体组织使用财政性资金采购疫情防控相关货物、工程和服务的，以满足疫情防控工作需要为首要目标，开通采购"绿色通道"；可以有条件地不执行《政府采购法》规定的方式和程序，采购进口物资也可无须审批。但是，有关应急采购预案、必要程序等内容并没有以规范性文件做出规定。为此，各级负责采购的相关部门应该在积极落实政策的同时，创新性地做好应急采购的各项具体工作，为应急医用物资采购提供有力保障和快捷服务。

2. 以"互联网＋采购"为应急物资采购的主要方式

面对疫情的蔓延，为确保口罩、防护服、防护镜、试剂等医用耗材供应及时，应急医用物资采购应该尽可能地通过

"互联网＋采购"形式进行，并确保以购买为中心的供应链条稳定而畅通。为此，各级各类采购部门应该高度重视"互联网＋采购"的硬件和软件建设，保证在应急状态下采购生命线的上下游畅通无阻。

（三）健全和完善规范化的物流与调配机制

1. 重视应急医用物资调配的高效性和便捷性

应急医用物资的物流渠道可以借鉴美国经验，即不断增加物资存储点和配发中心，通过有偿方式保障 24 小时应急空运和陆运能力；完善和健全应急医用物资国家物流体系和军民共享机制，发挥军队在应急保障方面的各种资源优势[①]。为此，我国除完善国家储备物资制度并强化储备政策的落实之外，还应加强对生产型供货商、合同型供货商的生产、供给及其物流的管控。具体说来，在应对突发公共卫生事件时，确保生产型供货商的生产所有权归国家所有。可以由供货商对所需应急物资代为存储和管理，以避免物资过期导致浪费，但物流运输可以采取军队和民用共享机制，以保证物资运输和调配的高效通达。合同型供货商的所有权和管理权可归供货商自己，但也要确保国家在需要时享有完全合同的采购权和调配权，并通过高效和便捷的物流配送系统来保证。

---

① 胡丙杰. 美国公共卫生应急机制及其启示. 国际医药卫生导报，2005
（1）：16-17.

2. 重视应急医用物资调配的规范性和公开性

强化应急医用物资调配的信息公开和程序规范，尤其是要注意捐赠物资的信息公开与程序规范，如公开整个工作机制、不同部门和岗位职责、采购流程、接受捐赠和发放捐赠物资的流程等。必要情况下还应该公布捐赠协议、采购协议、捐赠票据等材料，以回应公众质疑。除此之外，还可以邀请当地有专业救助能力或物流专业能力的公益组织和人员参与到整个物资调配过程。将物资调配工作分成物资清点入库、捐赠人对接、医院对接、财务法务、信息公开、后勤保障等不同小组，协调作战，确保应急物资调配的规范性和公开性。

3. 确保应急医用物资调配的科学性与合理性

突发公共卫生事件应对阶段，应急医用物资的调配应该确保由应急指挥部摸清需求、统筹规划、统一调配、明晰责任。同时，还应该由纪检监察部门和审计及时介入、及时跟踪监督。物资调配是一个专业性很强的工作，需要由专业人员进行科学规划。公共卫生应急管理部门要注意培养相关人才，并进行应急实战演练。在公共卫生应急管理部门专业人员不足的情况下，应向有物流专业能力的组织和专家寻求帮助。

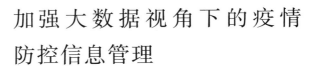

第五章

加强大数据视角下的疫情防控信息管理

一、疫情防控中的信息管理

（一）信息至关重要

2019 年底暴发于武汉市的新冠肺炎疫情很快扩散到湖北省、全国其他地方、部分其他国家和地区，并引发全社会的高度关注。党中央和国务院高度重视新冠肺炎疫情防控，几乎所有省份都相继启动公共卫生事件一级应急响应。世界卫生组织将新冠肺炎疫情列为国际关注的突发公共卫生事件（PHEIC），多个国家和地区也采取不同程度的防控措施。在疫情扩散的影响下，我国各地政府采取春运限流、假期延迟、辖区隔离等防控措施，对家庭生活、经济运行和社会秩序产生显著影响。

　　同 2003 年的"非典"疫情相比，在 17 年后面对新冠肺炎疫情时，我们的信息环境发生了根本性变化：一方面，智能手机、社交媒体、电子支付、物联网、4G 乃至 5G 移动互联网的普及，使人们可以随时随地获取各方面的最新资讯，并不断提供实时、基于位置和多媒体的丰富信息；另一方面，政府部门和企业的数据采集、存储、分析和利用能力显著提升，可以从更大尺度、更快速度和更小颗粒度上管理信息。

　　信息环境的改变对疫情防控提出了挑战，也使政府部门有了更强的技术能力来管理信息。在诸如新冠肺炎这样的疫情防控中，信息管理扮演着至关重要的作用。政府部门需要及时掌握各方面的最新信息，才能快速响应、有效决策并及时调整防控策略。灾难和突发事件往往会引发社会恐慌和谣言，政府部门还需要加强风险沟通，及时发布权威信息来辟谣并减轻大众恐慌。面对传染病的跨国扩散风险，涉事国家要同世界卫生组织等国际组织和可能受到影响的邻国密切沟通和保持信息透明。

（二）关键在于信息共享

　　信息管理涉及许多方面，在疫情防控中关键在于信息共享，这涉及跨层级、跨地区、跨部门和跨系统之间的信息共享，也包括政府同公众、媒体、企业和社会组织的信息共享。

信息拥有量同决策质量高度相关，决策者掌握的信息越多，决策的质量越高。图 5－1 中举例标注了在疫情防控中发挥重要作用的主体及其信息沟通关系。部门 A 为卫健委及其下属的疾控中心，部门 B 为其他相关职能部门。政府部门处在不同层级、辖区和领域，信息管理涉及垂直/纵向和水平/横向两个维度。政府接收社会中的公众、企业、媒体等提供的信息，并反过来对其提供信息。当涉及跨境传染病防控时，中央政府还需要同国际组织和邻国进行信息沟通。

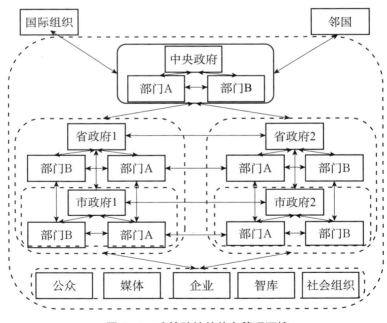

图 5－1　疫情防控的信息管理环境

信息来自四面八方，信息需求方也分布在不同地区、层级和部门。政府体系是碎片化的，"条条"和"块块"之间的信息往往是割裂的，常态化运行的信息共享机制尚未建立，在疫情防控时信息割据问题更为凸显。但是，信息也会过载，当信息的数量和复杂性超出决策者的处理能力时，就会出现决策失灵。此时，提升信息处理能力就变得至关重要。

组织结构虽然是等级制，但是上传下达和信息管理却不应逐级上报下发。实现信息的扁平化管理，特别是信息直报可以避免逐级上报可能导致的问题。从纵向信息管理来看，在上下级部门之间要建立信息共享机制。2016 年 11 月 17 日，国家卫生计生委主任李斌在第三届世界互联网大会上表示，中国建成了全球最大的传染病疫情和突发公共卫生事件网络直报系统，疫情信息从基层发现到国家疾控中心接报的时间从 5 天缩短为 4 小时，织就了一张快速捕获和报告疫情的"天罗地网"①。

网络直报系统便利了疾控中心的垂直管理，但是却可能导致"数据烟囱"和"信息孤岛"，不利于横向信息共享。疫情防控牵扯许多部门，不局限于疾控和卫健部门，还包括应急管理、公安、交通、民政等部门。因此我国要加强跨部门信息共享，特别是按照世界卫生组织的建议加强涉及人、动物和环境卫生等部门之间的信息共享，为尽快查明和报告传

---

① 李丹丹. 中国建全球最大疫情直报系统. （2016 - 11 - 17）. http：//www. china. com. cn/top/2016 - 11/17/content _ 39725017. htm.

染病提供决策依据①。

在疫情防控中，交通和人口流动会加速疫情的跨地区传播。在春节返乡过年和假期后返程复工的春运期间，新冠肺炎疫情防控形势严峻。跨地区信息共享可以提高防疫的效率和精准度，比如在劳动力和流动人口的输入与输出地区之间建立信息共享机制，就为地区之间协同防疫提供了决策依据。

除了政府部门，公众、媒体（境内和境外）、意见领袖（专家等）、非营利组织（特别是公益组织）和企业（特别是互联网企业）也会参与信息管理。有关疫情的信息主要来自基层，因此建立健全举报人或"吹哨人"保护制度至关重要。比如，新冠肺炎疫情的最早披露者被地方公安部门以造谣为名进行处罚，致使疫情报送被延误，并使初期疫情防控较为被动。社区、居民、企业和社会组织是疫情信息的最初来源，也享有知情权、参与权和监督权。信息上报不仅是服务于上级决策者，还应反过来服务基层组织，使其能够获取信息并提高决策能力。

二、大数据为疫情防控信息管理赋能

（一）大数据的优势与潜力

大数据分析为完善疫情防控中的信息管理提供了数据基

---

① https：//www.ghsindex.org/.

础和技术支持，而大数据治理在疫情防控中的应用也备受关注。在预测疫情扩散趋势、追踪确诊患者的密切接触者、处理和分析海量数据等方面，大数据分析的技术优势彰显无遗。2020 年 2 月 10 日，《新闻联播》重点介绍了浙江省利用大数据分析进行精准防疫的经验，包括对重点人群的精准识别和企业分级复工的精准规划。在 2 月 14 日召开的中央全面深化改革委员会第十二次会议上，习近平强调："要鼓励运用大数据、人工智能、云计算等数字技术，在疫情监测分析、病毒溯源、防控救治、资源调配等方面更好发挥支撑作用。"

不同于小数据，大数据的特征是数据量大、结构复杂、形态多样、更新频率高、潜在价值高。大数据是关于人口总体而非样本的数据，是多媒体和基于位置的数据，数据库的非结构化程度高，数据每分钟甚至每秒钟就更新一次。微博、微信、网约车、短视频等互联网公司每天积累的用户数据，早已远超普通服务器的存储能力，几乎每隔一段时间数据量就翻一番。小数据是手动和有目的地专门采集，而大数据的自动化采集，极大地降低了数据采集的成本和差错。以公交车为例，乘客上下车需要刷卡，而刷卡记录自动就成为大数据。

大数据的这些特征使其能够经过分析后用于决策，并为疫情防控提供支持。与此同时，机器学习等人工智能技术也使大数据分析可以用于精准预测。2008 年，谷歌就开发了流感趋势产品，对流感的流行趋势进行预测。在流感暴发初期，人们会通过搜索引擎寻求各类信息,而同流感有关的关键词搜索热度就为预测流感趋势提供了依据。虽然谷歌流感趋势预测因为预测精度下降而在 2015 年终止,但是基于社交媒体等数据的类似应用还在不断开发。在新冠肺炎流行趋势预测方面,国内外研究团队都基于大数据进行了预测,为假期安排和复工开学的决策提供了依据。

大数据的细颗粒度使其可以更加精准地识别疫情相关人群并对其"画像",使社区管理更加有的放矢,而不必采取费时费力的人海战术。比如,新冠肺炎疫情同武汉市华南海鲜市场的野生动物交易有关,而基于手机信号、移动支付、智能导航、人脸识别、ETC 等来源的大数据就为识别病毒传播期间的易感人员提供了线索。再如,武汉市在 1 月 23 日"封城"前有 500 万人流出,这些人的去向及密切接触者是其他省份的防控重点对象,而基于铁路、航空、社交媒体、搜索引擎、人脸识别等方面的大数据可以用于疫情防控。

(二)大数据的局限

大数据有很多优势,但也存在致命的缺陷,甚至会诱发大数据陷阱。如果盲目使用大数据,可能导致事与愿违的负面影响,甚至贻误疫情防控时机并导致决策失误。

过去政府掌握了社会的主要数据,而现在则是各类公用事业企业(如铁路、航空、电力、电信等)和互联网公司(如搜索引擎、社交媒体、电子商务、网约车、物联网、云计算等）采集、存储和利用大数据。互联网公司之间相互竞争，奉行赢者通吃的生存法则，使大数据的碎片化现象非常严重。尽管某些互联网公司近乎垄断了一些行业和细分领域，但是单独使用其所掌握的数据却可能得出错误的结论。用于大数据分析的算法和模型常常是不透明的"黑箱"，这使据此得出的结论难以令人信服（比如企业是否会出于私利而篡改数据），也使其在用于疫情防控等公共管理方面时存在隐患。

互联网社会的数字鸿沟，使一部分人无法或不愿使用互联网，而他们恰恰可能是在疫情防控时期需要重点关注的群体。比如，网民的地理分布、学历构成、年龄结构、收入分层等与人口总体有显著差异，基于网民的大数据就可能导致误判。特别是免疫力差和患有基础疾病的老年人，使用智能手机和互联网的比例偏低，很可能成为大数据分析的盲点。

大数据分析在挖掘数据价值的同时，也会泄露个人隐私。大数据的价值取决于不同数据库的互联程度，而互联程度越高的大数据，就越有可能泄露个人隐私。比如，当我们将一个人的所有相关数据通过身份证号或其他身份验证系统汇聚起来时，就无异于对其一举一动了如指掌。

大数据在数量上是海量的，但是在深度和质量方面则未必。大数据往往采集的是表面化的肤浅数据，很难同参与式观察和深度访谈等采集的深数据相提并论。比如，人脸识别技术可以判定一个人是在皱眉还是挤眼，但是却无法说明他是高兴还是苦恼。因此，大数据分析不是万能的，也不会完全取代传统的小数据分析和经验判断。我们不能神化大数据，而应正视其价值并合理使用。

三、疫情防控的大数据治理

信息管理对疫情防控而言至关重要，而大数据分析则为疫情防控信息管理赋能增效。在疫情防控的信息管理中，要特别注重大数据应用，帮助各类组织和个人提高决策和防护能力。

（一）打造平台型政府，提高信息管理的统筹层级，做到市级乃至省级和全国"一张表"

上级政府要为下级和基层政府搭建信息系统和数据平台，使其能够无缝对接。或者通过企业等第三方来建立数据平台，使各级政府部门能够接入使用。这不意味着将所有数据汇聚在一起并建立一个数据中心，而是可以使用数据中心技术和基于区块链技术的分布式数据存储，在实现数据交换的同时确保数据安全可信。如果不能全国"一张表"，也要做到全省或全市"一张表"，避免各地特别是基层组织重复劳动和内部空耗。

此次疫情暴发时，有大量部门采取手工操作、层层报送、一个地区一个样的粗放式信息管理，既给基层组织和工作人员造成大量填表和报送的负担，也使各级政府和各部门的信息碎片化和相互割裂。由于各个部门都向基层要数据，至少一些基层组织出现形式主义抬头的迹象，原本应用于防疫的心思和精力不得不用于填表造数。

与此同时，很多政府部门和企业不得不临危受命，开发疫情信息报送和管理系统。这提醒我们在疫情之后要将大数据治理和信息管理纳入应急管理预案，使其能够在危机暴发时很快投入使用。除了传染病疫情和突发公共卫生事件网络直报系统，特别要加强公共卫生事件信息管理系统建设，使其在突发性传染病暴发时可以经过微调即可投入使用。与此同时，应开发可供各地区和各部门免费共享的基础性功能模块，使其可以即插即用，并大大加快和改善信息管理流程。

（二）推动跨界数据共享和数据开放，使其更好地服务于疫情防控

疫情防控成效如何，取决于不同层级、不同地区、不同部门和不同系统之间的信息共享程度高低。要加快政府内部信息共享，使整体政府理念真正落地并深入人心。就政府部门而言，其既要进一步完善纵向信息的上传下达，使疫情防控信息能够尽快获得决策层的关注，为尽快响应提供决策依据，也要加强横向信息共享，使其他地区和部门能够及时获取疫情信息，并实现跨地区的联防联控和跨部门的联动。

推动企业之间的数据共享，使互联互通的大数据分析用于疫情防控。就国有企业而言，其数据共享机制较为顺畅。

2020 年 2 月 14 日，工业和信息化部举行媒体通气会，介绍了电信大数据分析在疫情防控方面的应用情况。中国有 16 亿手机用户，三家基础电信企业利用实时、准确、全面的大数据，进行动态人员流动信息监测、疫情态势预测预警，并与卫健委等部门共享疫情电信大数据。电信大数据同旅游、交管、出行等数据比对，可为基层防控筛查提供精细化数据支持。

与国有企业相比，如何让处于竞争关系的私营企业之间形成信息共享的合作机制，是特别需要考量的问题。在疫情防控中，百度地图的迁徙大数据、搜狗搜索的全国实时疫情动态等数据发挥了一定作用，但是未能汇聚在一起发挥更大作用。目前中关村大数据联盟等组织在推动公共事业企业和互联网公司开放数据，使这些分散在不同企业的大数据能够服务于公共利益。但是，互联网公司之间仍然各自为政，亟待设计并在疫情防控时启动共享联动机制。政府部门可以通过注资、合资或提供优惠政策等方式提供相关支持，鼓励互联网公司和政府部门、学术机构等合作，开发预测流行病传播和精准防控疫情的算法和模型，并用于政府部门的决策参考。

政府部门掌握了大量数据，如果能够向社会开放，则可以使更多力量参与到疫情防控中。政府部门要开放数据，使企业可以据此开发商业应用，使非营利组织可以开发公益应用，使研究人员可以开展学术研究，使民众能够了解更详细的信息①。比如，政府部门在保护患者隐私的情况下将确诊病例数据向社会开放，相关企业和学术机构就可以结合住房、交通、消费等数据进行比对和多维分析，并用于各个城市的疫情防控。可喜的是，疫情防控中有很多地区的卫健委都通过政府数据开放平台发布和更新疫情数据，而这些细颗粒度、可机读和免费下载的数据使疫情防控数据得到了多维利用，也大大降低了企业和其他组织使用的成本。

（三）实现政府信息推送的精准化和定制化，提高风险沟通和政策实施的效果

微信、微博、短视频等社交媒体的普及，使新冠肺炎疫情防控在辟谣方面面临较大挑战。面对未知病毒的高度复杂性和不确定性，各种谣言满天飞，甚至辟谣的速度都赶不上造谣和传谣的速度。这同人们因为恐慌心理而误传误信有关，也同政府部门的信息推送不力有关。比如，湖北省一些地方领导干部在新闻发布会上通篇念稿子、答非所问、张冠李戴乃至一问三不知，没有达到信息沟通效果，甚至适得其反，令民众对政府防疫的信心降低。再如，各地临时成立的防疫指挥部发布的通知公告往往只有寥寥几句，措辞还不接地气，也令民众难以获取有效信息。政府权威信息的不及时和不到位为谣言提供了可乘之机，民众在信息匮乏时信谣传谣，而

---

① http://ifopendata.fudan.edu.cn/.

政府不得不为辟谣而疲于奔命。

政府部门要加强风险沟通，把握信息推送的时机、内容、形式和渠道，针对不同人群进行定制化和精准化的信息推送，避免"一人得病，全家吃药"的大水漫灌。社交媒体不同于大众媒体的关键之处，就在于其可以基于受众的兴趣和偏好进行精准推送，从而极大地提升信息沟通的效率和效果。政府部门在风险沟通时也应对症下药，善用社交媒体进行信息推送，在正确的时刻，用正确的方式，给正确的人传递正确的信息。比如，通过短视频进行政策宣传和知识普及，就会比纯粹文字和图片介绍更加直观易懂。

疫情冲击使许多行业和企业蒙受巨额损失，甚至面临灭顶之灾。各级政府部门纷纷伸出援手，出台了税收、金融、物流、社保、人力等方面的惠企政策，并大力推动企业复工和工厂复产。但是，在信息发布和政策执行时还需要进一步精细化，尽可能降低企业获得政策支持的成本。比如，政府部门可以基于企业注册信息进行自动填报和政策兑现，而不需要企业再行申报和提交证明材料。再如，对于哪些企业在何时可以复工，也应制定一企一策的精准政策，使不同类型的企业可以自我管理，避免粗放式管理可能带来的协调不力问题。

（四）依法进行疫情防控信息管理，妥善处理信息公开与隐私保护的关系

信息管理要首先确保国家安全、保护商业机密和个人隐私，并在此基础上开发和利用大数据。大数据的归属权和使用权仍然是一个悬而未决的问题，政府部门是否及在多大程度上可以调用企业采集的数据，在公共卫生事件应急响应时可否紧急征用企业数据，这些问题都有待更多的研讨，并能够通过法律法规、政府规范性文件和行业谅解备忘录等制度加以规范。只有建章立制并为大数据分析提供制度保障，才能更好地激励政府部门、企业和其他组织共享并利用大数据。

在信息利用和个人隐私保护之间存在难以平衡的张力，也是信息管理需要善加考量的难题。在新冠肺炎疫情防控中，一些地方政府部门对患者个人信息管理不善，导致信息泄露并引发恶劣影响。特别是来自武汉市和湖北省其他地区的居民，因为信息泄露而受到恶意骚扰乃至人身攻击。在疫情防控时，既要精准识别确诊患者和密切接触者，避免更多的人群受到威胁，又要保护他们的个人隐私，避免因为信息泄露而导致污名化乃至人身攻击。比如，在公布确诊患者和疑似患者时，小区或公共场所就是一个合适的信息单位，既避免了具体到单元楼和门牌号而可能导致的个人隐私泄露，又能够让公众获取足够具体准确的信息。

| 第六章 |

▼
——————————

完善公共卫生应急的社会动员机制

　　当前，新冠肺炎疫情的形势仍然严峻，疫情防控成为国家治理面临的头等大事。这次疫情发生后，政府部门和疾病预防控制机构未能在第一时间发布疫情预警，致使社会动员行动迟缓，错过了疫情防控的黄金时段，造成重大突发公共卫生事件，对人民群众的生命安全和身体健康构成严重威胁。痛定思痛，在疫情过后，需要认真总结经验教训，扎实推进制度建设，完善公共卫生治理体系，确保再次出现类似疫情不再重交学费。本章关注于突发公共卫生事件应急的社会动员机制建设。

一、社会流动性对公共卫生应急的挑战

　　这次疫情暴发导致湖北省所有城市全部

"封城"，全国延长了春节假期，各地城乡社区实行封闭式管理，公共场所聚集性活动基本"停摆"，整个社会付出了巨大代价。可以说，新冠肺炎疫情造成的损失已经远远超过了2003 年的"非典"疫情。

我们已经经历了"非典"疫情，这次新冠肺炎疫情暴发后，为什么其蔓延扩散却更为严峻呢？武汉市在疫情防控初期为什么仍是措手不及？一些分析提出了以下几个原因：一是新冠肺炎的病毒较为"狡猾"，其在潜伏期就具有传播能力，部分感染患者没有或仅有轻微症状，容易漏诊；二是新冠肺炎疫情初期流行的时候，疾病防控机构和卫生行政部门对其认识不足，对疫情判断失当，忽略了人可以传染人，未能在第一时间进行预警，导致疫情扩散；三是新冠病毒作为一种新的病毒，人群普遍对其没有免疫力，致使病毒所向披靡，传染性极强；四是一些地方政府在疫情传播早期阶段的防控意识不强，错过了疫情防控的黄金时段，致使疫情快速蔓延，并在春运这个特殊节点迅速扩散开来。

显然，上述因素构成了疫情蔓延的直接原因。一个值得深思的问题是，原因不明的突发疫情在历史上也多次暴发，为什么都没有达到这次疫情的严重结果呢？2003 年暴发的"非典"疫情在流行早期，疾病控制机构对病毒的认知也很有限，但疫情发展远未达到当前的严峻局面。截至 2020 年 2 月17 日，这次疫情的累计确诊病例已是"非典"疫情的十倍以上，死亡人数也数倍于"非典"疫情。

这次疫情的一个新变化是：经济社会发展导致社会流动性显著增强，极大提升了疫情扩散的速度。改革开放以来，随着市场化和城镇化发展，人口的高度流动性已经成为中国社会的一个显著特征。以武汉市来讲，这座城市拥有 500 万常住外来人口。随着高速铁路、高速公路和民航运输发展，这座九省通衢之城与全国各地的交通联系更加便捷。可以说，在新冠肺炎疫情暴发这个时间点上，社会流行性与"非典"时期相比已经显著不同。在此背景下，遇到传染性极强的不明疫情，如果不能快速发现并报告疫情，不能在第一时间发出预警，病毒传播将随着人员流动迅速扩散开来，导致全国性乃至全球性的重大公共卫生事件。

二、重建公共卫生应急动员机制的紧迫性

社会学家安东尼·吉登斯指出，现代性的扩散使得越来越多的社会过程和事件超出了传统自然共同体的"同时同地"范围，将不同的时空环境越来越紧密地联系在一起。由于时空环境的高度联系性，人们主要依赖于社会信息系统，特别是各类传播媒介、指标系统、符号系统和专家系统获得信息，在沟通中集聚共识，形成彼此协作的集体行为，从而维持社会合作和秩序状态，形成相互依赖的社会关系。

经过四十多年改革开放历程，在经济社会活动中，市场秩序和自治秩序持续发展，我国社会环境发生了巨大变化，

突发疫情防控的社会动员面临着新形势、新挑战，亟待推进社会治理体系创新。

首先，从政府与市场关系看，突发疫情社会控制面临着产权和法治秩序的挑战。市场化改革使得市场机制在资源配置中的作用持续提升，大量资源由各类市场主体所拥有或支配，国家控制的资源在社会资源总量中所占比重降低，政府与企业的关系不再是行政化的命令服从关系。以医疗卫生市场发展为例，近年来，医疗设备和药品研发、流通市场快速发展，社会投资的医疗机构数量增多，对于非政府所有的医疗设施和卫生资源，政府不再拥有直接支配权，只能依法监管，不能任意干预和征用。在市场经济环境中，政府对市场主体拥有资源的调动、使用和处置，只能依据法律规定进行运作，缺少法律基础的行政命令或调控措施，则会遇到市场主体的抵制或抗争。

其次，在政府与社会关系上，公共卫生应急动员面临着社会结构分化、利益主体多元化的挑战。随着市场化发展，社会结构持续分化，形成了多元化的利益主体，不同社会主体的利益诉求具有差异性，各自的利益目标和利益边界越来越独立，维护自身利益的意识和能力明显增强。面对社会发展的新格局，在重大疫情应对中，政府如何动员多元利益主体及其拥有的资源，通过何种机制和手段促使各方采取合作行为，已经成为应急社会动员面对的现实课题。在这次疫情防控中，一些地方采取阻断道路、禁止外人进入、地域歧视、强制性驱离、扣留医疗物资等手段，引起了不少争议。一些社区防疫人员行为简单粗暴，动辄训诫说教，甚至存在武力殴打、暴力管控的现象，不仅伤害了邻里和气，也引起了社会关注和舆论谴责。

最后，在中央与地方关系方面，公共卫生应急动员面临着层层审批、效率低下的挑战。随着行政改革的推进，地方政府承担了大量属地管理责任，需要应对几乎所有的社会问题，承担着广泛的行政责任。然而，现行制度将突发不明原因传染病的公布权力集中于中央政府，地方发现不明疫情后需上报国家疾病防控机构，疾病防控机构需要开展调研，提交疫情报告，再由卫生行政机构报经国务院批准后才能公布。遇到突发原因不明的传染病，医疗机构和疾病防控机构无权公布疫情，只能根据《传染病防治法》逐级上报，经有权机构批准后予以公布。在此过程中，疫情上报、流行病学调查、疫情监测、专家分析、疫情报告、行政审批等环节都需要时间，任何一个环节出现误判，都会导致行动迟缓、疫情预警不及时。在此情况下，地方医疗机构即使有所预判，也难以及时发布疫情，致使疫情防控错过黄金时段。

三、构建更加快捷透明的疫情预警机制

截至 2020 年 2 月 16 日 24 时，全国累计报告新冠肺炎确

诊病例 70 548 例，累计死亡病例 1 770 例，疫情防控形势仍很严峻。疫情动态不仅牵动着亿万国人的心，也让神州大地每个家庭都绷紧神经。在焦虑和恐慌之余，我们不禁要问，什么样的预警体系才能让社会迅速动员起来，共同应对突发疫情？新冠和"非典"疫情的共同特点是突发性和高传染性，没有人能够事先预测或预报，一旦暴发就会快速传播。随着城镇化发展，在人群高度集聚、人口高度流动背景下，如果不能在最短时间内对受感染者采取隔离措施，不能阻断病毒传播，就会酿成重大突发公共卫生事件。

这次新冠疫情由于未能及时预警，地方政府没有在第一时间启动应急响应，致使疫情快速传播，不仅导致武汉"封城"、湖北"封省"，全国范围内集体活动也基本停摆。2019年 12 月，武汉市一些医院就上报不明原因肺炎病例，疾病防控机构也分离出了毒株，完成了病毒样本的标准化入库。然而，当地政府直到 2020 年 1 月 22 日才启动突发公共卫生事件二级响应。从 1 月 10 日春运开始，截至 1 月 23 日"封城"时，武汉市共有 500 万人离开这座城市，导致疫情迅速扩散。1 月 23 日，武汉市决定实施"封城"后，浙江省、广东省、湖南省迅速启动重大突发公共卫生事件一级响应，采取最严厉措施遏制疫情扩散。1 月 24 日，湖北省疫情防控指挥部终于做出决定，在全省范围内启动一级应急响应。以此为标志，这次疫情防控进入了全面阻击的新阶段（见表 6-1）。

表 6 - 1 　　　　　　新冠肺炎疫情防控早期的时间线

时间点	事件
2019 - 12 - 01	《柳叶刀》流行病学回顾调查表明，首例新冠肺炎确诊病例当日发病。
2019 - 12 - 08	武汉卫健委于 2020 年 1 月 11 日通报的首例新冠肺炎确诊病例发病。
2019 - 12 - 10	《柳叶刀》流行病学回顾调查提及 3 位新冠肺炎确诊病例发病。
2019 - 12 - 20	医疗耗材厂商稳健医药取消在湖北召开高管年终会议的计划。
2019 - 12 - 26	湖北省中西医结合医院（湖北省新华医院）呼吸内科主任张继先将 4 位患者的反常结果汇报给医院，医院上报至江汉区疾控部门。
2019 - 12 - 29	湖北省中西医结合医院向省、市、区疾控中心反映情况；湖北省和武汉市卫健委指示武汉市疾控中心、武汉金银潭医院和江汉区疾控中心到湖北省中西医结合医院开始流行病学调查。
2019 - 12 - 30	李文亮、刘文、谢琳卡等医生通过微信群向同事发出提醒；湖北省新华医院 1 位护士出现轻微感染；中科院武汉病毒所完成新型冠状病毒样本的收集和标准化入库；湖北省和武汉市的卫生部门启动相关调查和病例搜索工作。
2019 - 12 - 31	武汉协和医院设立呼吸传染病隔离区；国家卫健委专家组抵达武汉介入调查；武汉市卫健委确认武汉出现不明原因肺炎，当日对外通报共发现 27 例"病毒性肺炎"，未发现"明显人传人"和"医护感染"。
2020 - 01 - 01	国家卫健委成立疫情领导小组；华南海鲜批发市场关停；"平安武汉"发布微博称 8 名散布谣言者被依法处理。
2020 - 01 - 02	大批清洁工清洁华南海鲜批发市场；中科院武汉病毒所获得 2019 新冠病毒全基因组序列。

续前表

时间点	事件
2020 - 01 - 03	湖北省新华医院发现 3 例患者 CT 异常；武汉市全市启动对不明原因病毒性肺炎的监测、病例调查；中国开始向美国、向世卫组织和周边国家通报疫情；武汉市卫健委当日通报共发现 44 例"不明原因的病毒性肺炎"，未发现"明显人传人"和"医护感染"。
2020 - 01 - 04	国家疾控中心研制出对新型冠状病毒高特异性的 PCR 检测试剂；香港特区政府启动"严重"级别应变；武汉市卫健委当日无通报。
2020 - 01 - 05	武汉同济医院急诊科 1 名医生 CT 异常；世界卫生组织首次就中国不明原因肺炎发布新闻；武汉市卫健委当日通报共发现 59 例"不明原因的病毒性肺炎"，未发现"明显人传人"和"医护感染"。
2020 - 01 - 06 至 2020 - 01 - 10	武汉市召开"两会"，武汉市卫健委无通报。 1 月 6 日：武汉大学中南医院收治一名重症病人后，启动改造 ICU，预留 16 张隔离床位；武汉市第五医院的门诊接到很多疑似病例；湖北省新华医院内部开会强调"不造谣不传谣"，该院一名呼吸内科医生 CT 异常；国家疾控中心内部启动二级应急响应。 1 月 7 日：武汉同济医院急诊科 1 名医生确诊；国家疾控中心成功分离首株新型冠状病毒毒株。 1 月 8 日：国家卫健委专家组确认新型冠状病毒为疫情病源；国家卫健委第二批专家组到达武汉；香港特区政府将武汉不明原因的病毒性肺炎纳入法定监管传染病。 1 月 9 日：武汉市出现首例新冠死亡病例。 1 月 10 日：武汉市"两会"闭幕；2020 年全国铁路春运正式启动；湖北省新华医院发现 30 例患者 CT 异常；武汉大学中南医院 ICU 的 16 张床位住满，重症医学科主任彭志勇上报指出诊断标准过于严苛；国家疾控中心与世界卫生组织和各国分享了新冠病毒的全基因序列；国家卫健委专家组专家对公众表示没有出现医护感染。

续前表

时间点	事件
2020 - 01 - 11 至 2020 - 01 - 17	湖北省召开"两会",武汉市卫健委每日通报无新增确诊病例。 1月11日:武汉市卫健委当日通报称共发现41例新冠肺炎确诊病例,1月3日之后无新感染病人,未发现"明显人传人"和"医护感染"。 1月13日:武汉3名护士当日确诊;泰国通报1例确诊病例。 1月14日:国家卫健委召开全国卫生健康系统视频会议,通报疫情;赴武汉参会的黄冈下辖县一个代表团数名成员入院,两名重症;武汉市卫健委通报称尚未发现明确人传人,不排除有限人传人。 1月15日,长江航运总医院1名医生当日确诊;国家疾控中心内部启动一级应急响应;国家卫健委发布第一版诊疗方案。 1月16日:湖北省新华医院耳鼻喉科主任CT异常;武汉亚心总医院1名医生当日确诊。 1月17日:国家卫健委高级别专家组成员袁国勇书面报告高福和广东省疾控中心,警惕人传人和无症状感染的风险;湖北省"两会"闭幕。
2020 - 01 - 18	武汉市百步亭社区举办"万家宴";湖北省新华医院发现100例患者CT异常;专家组到武汉大学中南医院考察,彭志勇再次反映确诊标准过高;武汉3家医院共4名医护人员当日确诊;武汉市卫健委通报市内新增4例确诊病例;泰国、日本各新增1例确诊病例。
2020 - 01 - 19	武汉协和医院9名护士当日确诊;国家卫健委成立肺炎疫情应对领导小组;国家卫健委高级别专家组成员钟南山对外发出预警,各医院紧急开会;武汉市卫健委通报新增17例确诊病例。
2020 - 01 - 20	国务院同意将新冠肺炎纳入传染病法和卫生检疫法管理;钟南山在接受央视连线时明确表示新冠病毒"人传人";黄冈市"病毒性肺炎"病例已达109例;武汉市卫健委通报2日内共计136例新增确诊病例。

续前表

时间点	事件
2020 - 01 - 21	武汉市卫健委通报 15 例医护感染；黄冈市通报 4 例医护感染；湖北省卫健委当日通报省内 72 例新增确诊病例。
2020 - 01 - 22	湖北省启动突发公共卫生事件二级应急响应；湖北省卫健委当日通报省内 105 例新增确诊病例。
2020 - 01 - 23	武汉市决定自上午 10 时起"封城"。

资料来源：陈锐，许冰清．假如武汉的警铃有机会被拉响，可以是哪天？．(2020 - 02 - 08)．https://www.yicai.com/news/100495596.html.

面对突发疫情，最为重要的是保障信息透明公开。在面对不明疫情时，人们基于对自身及亲友身体健康的焦虑，可能会在小范围内传播不完全符合事实的信息。谣言止于公开。面对谣言传播，如果有关部门能够及时公开疫情信息，公众的疑虑和恐慌自然就会削减。在媒体报道了新冠肺炎疫情后，武汉市卫健委多次表示未发现"明显人传人"和"医护感染"，直到疫情扩散到国外，当地才发布存在"人传染人"的预警。对于李文亮医生提前发出的"确诊 7 例 SARS"预警，尽管后来的研究证明新冠肺炎不是 SARS，但这一信息并非完全捏造。如果当时警方没有查处训诫，公众基于恐慌采取了防护措施，比如戴口罩、消毒、洗手、远离野生动物市场等，这对疫情防控无疑将是一件幸事。基于对李文亮事件的反思，《人民法院报》微信公众号发表了《治理有关新型肺炎的谣言问题，这篇文章说清楚了！》一文[1]。该文提出，"执法机关面

---

[1] 唐兴华．治理有关新型肺炎的谣言问题，这篇文章说清楚了！.《人民法院报》微信公众号，2020 - 01 - 28.

对虚假信息，应充分考虑信息发布者、传播者在主观上的恶性程度，及其对事物的认知能力。只要信息基本属实，发布者、传播者主观上并无恶意，行为客观上未造成严重的危害，我们对这样的'虚假信息'理应保持宽容态度"。

反思本次疫情扩散的沉痛教训，完善突发疫情社会动员机制，最为根本的是构建更加快捷、透明的疫情信息披露机制，支持疫情信息自由流动。突发疫情预防的第一原则是快速传播信息，信息传播得越快，社区、家庭和个人的防护措施就会越到位，这样就越有利于阻断传染源。在突发疫情面前，即使制定了完备的应急预案，如果不能及时预警，错过了第一时间窗口，其意义也将会大打折扣。对于不明疫情，由于认知尚不充分，信息预警也可能发生偏差，甚至在小范围内引起恐慌。在开放的信息传播环境下，当出现虚假信息时，媒体和专家很快就会跟进。当人们接触到更权威的信息时，只要具备正常认知能力，就会做出理性的判断，虚假信息就会失去市场。可以说，信息公开是避免小疫情演化为重大疫情的重要保障。

四、完善公共卫生应急社会动员的制度建设

突发疫情的应急处置是现代政府的重要职能之一。传染病疫情发生后，如果政府不采取干预措施，势必导致大量人口死亡。重大突发疫情应急既要通过政府手段调集多部门的

储备物资，也要动员社会各界广泛参与，以社区为基本组织单元，形成人人参与、人人有责、人人尽责的群众性运动，为抗击疫情、阻断传染源提供人力、物力和财力保障。

突发疫情的应急动员包括公共部门动员和社会动员两个方面。其中，社会动员以促使人群改变行动习惯为目的，通过信息传播、人员培训、社区行动等一系列策略和方法，动员市场主体、社会组织、社区、家庭和个人采取行动，参与到疫情防控、患者隔离、病毒阻断的行动之中。总结这次疫情防控的经验教训，完善突发公共卫生事件应急的社会动员机制，有必要在以下几个方面推进制度建设：

第一，完善疫情预警制度，构建突发原因不明传染病的快速预警和响应机制。汲取本次疫情应对的沉痛教训，有必要修改《传染病防治法》，赋予疾病预防控制机构发布疫情信息权力，全面提升疫情发布透明性，强化并压实地方政府的信息公开责任。针对不明原因传染病，由于在科学上还有大量未知，需要通过流行病学调查和实验室研究深化认知，及时面向社会发布最新结果。否则等到病情都搞清楚了，疫情可能已全面扩散，甚至成为世纪性的大灾难。本次新冠肺炎疫情就是典型案例。为有效应对突发疫情，需要改革高度集中的传染病预警机制，推进权力下放，赋予专业机构直接发布疫情信息的权力，提升疫情预警的效率和透明度。当发现异常情况后，疾病预防控制机构可在第一时间预警，地方政府根据预警级别启动响应机制。对于传播性极强的疫情来讲，疫情防控需要严格落实早发现、早报告、早预警、早隔离措施。

第二，尊重市场机制和市场规律，完善应急状态下的政企合作机制，引导市场主体承担社会责任。公共卫生应急既要发挥国家储备体系的作用，在全国范围内调集医疗物资，同时也要通过市场交易途径获取防疫所需物资。在进行重大疫情防控时，政府治理仍要遵循法治原则，要尊重市场机制和公平交易原则，不能以行政命令代替市场法则。对于市场紧缺物资，要通过激励性的政策工具，与商品（服务）的提供方建立合作关系，支持市场主体增加供给，保障企业平稳运行，引导生产、流通和消费。对于特殊情况下的价格波动，也要善于引导市场主体合理定价，不能动辄付诸强制手段，以"哄抬物价""牟取暴利"之名进行打击。面对大灾大疫，政府治理尊重市场机制和市场规律，可以更好地激发市场主体的积极性，既有利于扩大生产，增加紧缺物资供给，也有利于减少矛盾纠纷，在疫情之后快速恢复正常秩序，保障经济社会的可持续发展。

第三，支持公益慈善组织发展，更好地发挥社会组织在疫情防控中的作用。在此次疫情防控中，一些民间公益慈善组织通过社会化渠道和网络，在海内外筹集医用口罩和医疗物资，为湖北省尤其是武汉市的疫情防控做出了重要贡献。实践表明，社会组织是重大突发事件应急的重要支持力量，在政府主导的大灾大疫防控中发挥着不可替代的辅助作用。

提升突发公共卫生事件应急能力，有必要确立"强政府、强社会组织"的目标定位，通过政策手段，引导支持社会组织发展。为促进社会组织发展，政府可通过购买公共服务的方式，将公共卫生、社会救助、社区工作等领域的一些项目交给社会组织承担，发挥其专长，在更广泛的范围内动员社会力量，筹集疫情防控急需的物资和设备。

第四，发挥城乡社区组织的作用，做好社区疫情防控工作。在疫情防控中，社区是最基本的组织单元。与医疗卫生工作者一样，社区工作者也奋战在疫情防控一线。与农村社区相比，城市社区的人口流动性要大得多，也是疫情防控的重点和难点所在。打赢疫情防控攻坚战，需要以疫情信息为导向，采取有效措施，加强疫情排查、传染源隔离、防控知识宣传工作，加强人员出入管理，落实人员流入地和流出地的防控责任。对于确诊病例的密切接触人员，要迅速采取措施进行隔离观察，防止疫情扩散。做好社区疫情防控工作，需要以疫情信息为导向，加强防控一线的人力和资源配置。在非常时期，社区防疫也要恪守文明和法治原则，坚持依法治理，保障个人和组织的法定权利，注重加强心理疏导，做好人文关怀。

第七章

加强疫情相关的慈善与志愿组织建设

在新冠肺炎防疫战中，国内外志愿团体、企业和个人爆发出巨大的热情和能量，积极捐款捐物，支援灾区。但是这次防疫战也暴露出慈善和志愿组织的诸多问题，如缺乏社会协同机制，尤其是指定的官办慈善机构职责定位不清、能力不足、效率低下，募集的物资无法及时有效地提供给医院和社区，从而引起了社会的广泛关注与批评。通过梳理存在的问题，我们也试图提出加强慈善与志愿服务建设的建议。

一、新冠肺炎疫情中慈善与志愿组织暴露出的问题

根据 2016 年 9 月 1 日正式实施的《中华人

民共和国慈善法》，慈善组织，是指依法成立、符合本法规定，以面向社会开展慈善活动为宗旨的非营利性组织。慈善组织可以采取基金会、社会团体、社会服务性结构等组织形式。在我国，总体上看，具有官办色彩（政府背景）的慈善组织，尤其是基金会，比纯民间的基金会拥有更大的资金规模、更高的社会关注度和更紧密的政府关系。在本次疫情防控中人们最关注的也是这类慈善组织。

（一）关于社会捐赠物资归集政策问题

2020 年 1 月 26 日，民政部发文要求，除定向捐赠外，原则上指定湖北省红十字会、湖北省慈善总会、湖北省青少年发展基金会、武汉市慈善总会、武汉市红十字会统一接收捐赠物资，交由武汉市新冠肺炎疫情防控指挥部统一调配。民政部的文件有其合理性：从法律上看，政府可以在突发事件中制定捐赠归集政策；从现实需要上看，政府是考虑到在以往的救灾中，一些民间机构和志愿团体缺乏专业性和信息采集分析能力，运送了大量不需要的物资，堵塞交通，导致最紧缺的物资运不进去，一些地区物资堆积如山，而另一些地区物资急缺。在这次疫情中，也出现了民间捐赠的医疗物资不符合标准、无法使用的情况。因此，民政部希望，红十字会等官办慈善组织可以对物资进行筛选和分类，根据政府的需求统计精准调配，保证医院收到的都是符合标准的物资。关于社会捐赠物资归集的合理性问题引发了不同的看法和争论，有的认为这样的强制行为是对民间志愿机制的一种损害。

（二）关于官办慈善组织的专业性和效率问题

例如，武汉市红十字会平时仅有十几个工作人员，他们也不具备医疗物资鉴别和物流管理的专业知识，即使紧急招募了一些志愿者，仍无法弥补人力和专业性不足的短板。物资的统计、分类、运输缺乏效率，以至于大量物资在仓库积压，而前线医护人员没有防护物资，只能"裸奔"。在巨大的舆论压力下，红会将仓库外包给九州通医疗物流公司进行管理，矛盾才得以化解。

（三）官办慈善组织定位不准确问题

政府指定官办慈善组织归集物资，是要发挥它们在重大疫情中的平台和枢纽作用，而实际上效果可能恰恰相反，降低了部分组织和个人的捐赠意愿。同时，也不排除这些组织中的某些人把物资归集看作一种特权，看作别人不能插手的垄断领域，缺乏与民间力量（包括企业）和社会组织合作互动的意识。

（四）慈善组织的官僚化、行政化问题

红会和慈善会虽然不属于政府行政部门，但实际上很多事情需要经过烦琐冗长的行政程序，层层上报上级批准，其内部的行政化、官僚化也很明显。面对紧急的公共卫生疫情，

慈善组织仍然采用常态化管理，决策程序冗长，效率低下。如在物资采购方面，由于慈善资金的使用有严格的要求，尤其是海外采购程序烦琐，很多医疗物资即使有货源，也难以购买。某慈善会下属专项基金的工作人员反映，他们从网络平台筹集了善款之后，先是尝试在国内购买物资，由于打款公司和开票公司不一致，只能作罢。后来他们将重点转向海外采购，但是慈善会的资金无法直接打给海外公司，只能通过国内公司代购，代购需要国内公司保证医疗物资质量，而国内公司不愿意承担这个风险。同时，各国医疗物资执行的标准不一，是否合规也需要市场监督管理局审核，这一流程耽误了采购的时间。同时，由于缺乏管理经验，人手又不够，导致国内捐赠的大批物资积压在仓库，医院和社区需要的大量物资不能及时分发出去。

（五）民间志愿组织专业性不足问题

在这次疫情防控中，民间志愿组织积极参与，发挥了灵活机动、快速补位的作用。民间志愿组织扮演的角色包括：医疗物资采购运输、医护人员接送、隔离人员心理照护、协助社区开展摸排和居民服务、为一线人员提供保险等。不少社区居民自发组织了互助团，分享每日生活，集中购买食品和生活用品。但是民间志愿组织在应对公共卫生危机方面没有太多经验。相比于水、食品、衣物等救灾物资的采购，医疗物资采购难度更大，专业性更强。在物资采购的过程中，一些民间团体非常积极筹款、联系货源，但是由于缺乏医疗器材的专业知识，被不法商家欺骗，采购来的物资达不到医用的标准。在遇到产品不合格、发货不及时、商家携款潜逃的情况下，他们缺乏风险管控机制，难以追回善款。同时，在自然灾害救援中，可以组织大量人力投入，但是面对疫情，在防护物资紧缺的情况下，志愿活动需要极其慎重。在这次疫情中，就出现了志愿者防护措施不到位，产生交叉感染甚至死亡的案例。

（六）民间慈善和志愿组织与政府和官办慈善机构对接困难的问题

在抗击疫情过程中，涌现出一批专业的民间机构。它们能够联系到优质的货源，有专业医疗人员参与审核，但是与政府对接困难。一些捐赠者希望绕过红会慈善系统，但没有红会慈善会的盖章，捐赠物资无法走绿色通道，需要缴纳高额关税，甚至无法顺利进入武汉。另外，志愿者希望参与社区工作，但难以与政府有效对接，一腔热情难以转化为有效行动。

总之，无论是官办还是民间慈善与志愿组织，在参与抗击疫情中都暴露出一定程度的志愿失灵问题，这些问题和体制机制有关，也与组织的自身建设和能力不足有关。

二、加强慈善与志愿组织建设的对策与建议

（一）明确政府机制与社会机制的差异，充分调动社会力量参与

一个由政府、企业、社会（非营利民间机构）组成的社会结构是稳定的结构，政府、企业、社会各自发挥作用。政府机制具有强制性、统一性和官僚性特点，民间志愿机制有多元性、灵活性和人性化特点，它们应当相互补充、相辅相成。面对重大的突发公共卫生事件，政府应该调动所有的社会主体参与到抗击疫情中来，而不能抑制甚至损害民间的积极性。在慈善组织数量少、民间慈善组织力量很弱的情况下，面对重大的自然灾害和突发性的公共安全事件，一般由政府部门和政府指定的官方慈善机构来接受社会捐赠，这是无可非议的。如 2003 年抗击"非典"时期就是由民政部门、卫生部门，以及中国红十字会、中华慈善总会接受捐款，其他部门不能接受。当时，我国尚没有大量的非公募基金会，公募基金会的数量很少，而且绝大多数是官办基金会。17 年以后，我国社会结构发生了很大变化，截至 2018 年，我国基金会总数接近 7 000 家，其中公募基金会约 1 600 家，非公募基金会5 000 余家，民间已经形成了强大的力量，希望积极参与社会治理。

2016 年《慈善法》的颁布和十九届四中全会提出的"第

三次分配"，说明政府已经认识到社会力量的重要性，因此，在这次疫情以后，应该明确政府权力和社会力量的边界，让政府和社会发挥各自的作用，构建共建、共治、共享的社会共同体。政府应当谨慎使用行政命令归集社会捐赠，如果官办慈善机构无法良好完成这一使命，就不要硬性规定由几家机构归集善款和物资，不应该一刀切抑制民间慈善组织的参与。官办慈善机构能力不足又垄断慈善资源是其遭到舆论指责的关键。在突发性公共卫生危机中，针对可能存在的民间志愿组织无序参与的问题，政府可以通过发布实时更新的需求信息和公共卫生危机应对指南，对民间志愿组织进行引导。在抗击疫情中，各种差异化需求凸显，仅仅依靠政府力量难以解决，可以通过一对一的支持满足不同的物资需求。同时，在医疗物资的运输中，应当适当将绿色通道对社会组织开放，尤其是向已登记、在政府评估中表现良好的社会组织开放。如果确实存在恶意运输假冒伪劣产品、耽误防疫的情况，可采用事后追责，而非事前限制。

（二）官办慈善机构回归慈善本位，重点放在平台建设上

突发公共卫生事件是一个全新的挑战，在这次疫情防控中，我们看到官办慈善机构没有能力管理和集结那么多物资，成为大家批评的焦点。其实，这在深层次上反映出慈善组织定位不准的问题。《慈善法》规定：慈善组织开展慈善服务，

可以自己提供或者招募志愿组织提供，也可以委托有服务专长的其他组织提供。由此可见，慈善组织更重要的是起到平台作用。一方面汇集社会捐赠的财物，一方面借助其他组织的力量有效率地服务受助对象，通过这个平台真正把社会力量（包括企业和民间志愿组织）的作用发挥出来。

从这个意义上看，加强红十字会和慈善会系统的能力建设十分迫切。红会等官办慈善机构发挥枢纽、平台机构作用是回归组织本位。枢纽型机构是协调政府行动和民间志愿参与的核心环节，枢纽机构能力不足、渠道不畅，就会发生类似这次防疫中出现的"肠梗阻"，使民间力量不能有效组织起来，甚至损害了民间志愿性。在具体改革途径上，一是要增强专业性，引入应急救灾和公共卫生专业人才，避免官办慈善机构成为收纳政府闲置人员的机构；二是要建设实时更新的信息发布平台，公布捐款进账和流向，增强透明度；三是要与有公信力、专业性强的志愿组织合作，对接专业组织，解决心理照护、生活物品递送等差异化需求；四是要培育扶持专业民间救援团体、培训志愿者，开展救灾演练，增强民间团体应对危机的专业性；五是要与物流、互联网大数据等相关公司签订合作协议，协助物资调配、信息搜集发布。

在应对突发性公共卫生事件时，官办慈善机构应采用非常态的应急机制，兼顾合规性与灵活性。这些年，政府对于慈善组织的监管越来越严格，这在一定程度上遏制了腐败，但也导致在日常管理中，这些组织以规避风险为由，害怕承担责任，不敢作为。面对重大突发公共卫生事件，要把解决问题放在首位，减少审批程序，提高工作效率。

（三）民间慈善与志愿组织应增强应对突发公共卫生事件的能力

抗击疫情与一般志愿服务不同，大多数民间志愿组织不具备应对疫情的知识储备和训练水平。在这种情况下，民间志愿组织应谨慎涉足需要专业知识的领域，更好的方式是发挥自身优势，各司其职，关注自身机构所服务的弱势群体的需求。例如，这次疫情中，一些艾滋病人、尿毒症病人因为"封城"或封路无法获得药品，相关民间志愿组织就通过各种渠道为病人联系医院就诊、递送药品。

构建基层小微慈善组织、小微志愿者组织联盟或小型枢纽型组织也十分必要，这些组织包括社会组织联合会、志愿组织联盟、社区基金会等。这样的组织可以把广大具有爱心的社会民众、志愿者联结起来，互通信息和资源，形成社会合力。在这次抗击疫情中，基于特定地域的综合性枢纽机构发挥了积极的作用。如成都市武侯社区基金会为一万名志愿者购买保险，广东省千禾社区公益基金会为社区募集口罩。这些机构能够及时掌握地方信息，快速组织民间力量，灵活应对社区需求，减轻基层工作人员的压力。

（四）志愿者和志愿组织应依法动员、有序参与

自汶川地震以来，志愿组织和志愿者在应急救灾、扶贫

济困、扶老助残、大型活动以及社区治理等领域，发挥着越来越重要的作用，志愿组织有了迅速发展，志愿者数量有了显著增长。2017年颁布的《志愿服务条例》为我国志愿服务发展奠定了法律基础。这次疫情暴发以后，中央文明办、团中央、妇联等组织发出了志愿服务的倡议，很多志愿组织和志愿者也冲到了抗击疫情的前线。但是，要充分认识到这次疫情的特殊性和传染的危险性，所以无论是志愿活动的发动者还是志愿者都要有风险意识，应以志愿者不处于危险条件为前提，必要时应为志愿者提供保险。志愿活动组织者要坚持三个原则：一是有序动员，做好安全防范；二是量力而行，因需设岗，不搞人海战术；三是就近就便，灵活多样。

第八章

完善公共卫生机构干部人事制度

在此次新冠肺炎疫情的响应中，武汉市和湖北省相关领导的不佳表现引起广泛关注。中央赴湖北指导组督查组于 2020 年 1 月 29 日到黄冈市检查感染救治情况，黄冈市卫健委主任唐志红无法回答本地医院可接待病人总量以及实际收治病人数，随即被免职。2 月 10 日，湖北省委常委会决定免去张晋的省卫健委党组书记职务，免去刘英姿的省卫健委主任职务。这些情况引起了社会对公共卫生机构干部人事制度的深刻反思。本章试图分析公共卫生机构干部人事制度的相关问题，并提出相应建议。

一、公共卫生队伍存在的问题

改革开放后，公共卫生服务逐步朝着市场

化方向进行改革，公益性受到严重冲击。2003 年的"非典"疫情暴露了公共卫生服务体系的漏洞，中国卫生政策发生重大变化，公共卫生工作受到前所未有的重视，公共卫生服务逐步回归公益性质。2006 年国家疾病预防控制局、卫生监督局成立，从中央到省、市、县的四级疾病预防控制体系和卫生监督体系基本建立。2009 年《关于深化医药卫生体制改革的意见》和 2016 年《"健康中国 2030"规划纲要》都提出全面加强公共卫生服务体系建设。然而现实情况却是公共卫生人力资源状况令人担忧，人才数量不足，结构不合理，人员流失率高。

公共卫生人员的数量配备是否充足直接影响公共卫生服务水平，但我国公共卫生人才短缺问题一直比较突出，尤其是基层公共卫生人员严重不足。比如，根据中央编办、财政部和原国家卫生计生委的文件精神，疾控中心的人员编制应该按照每万人口至少配置 1.7 人的标准才能满足需要。以徐州市为例，根据第六次全国人口普查数据，徐州市常住人口数为 858.05 万人，而截至 2016 年，市编办核定的疾控中心的人员编制为 173 人，与按标准计算的 1 459 人相去甚远①。

公共卫生机构人员的结构不合理。公共卫生服务的思路已经转向关注更广泛的健康问题，而不仅仅是疾病问题，而

---

① 周茜. 疾控中心人力资源现状分析与对策研究：以徐州市疾控中心为例. 中国农村卫生，2017（6）：47.

影响健康的因素多种多样，包括生活方式、运动习惯、生活环境等等。公共卫生还涉及跨学科和跨机构的合作，公众和社区参与，开展健康宣传等。这些都要求有公共卫生、临床医学、环境科学、食品科学、农学、管理学、经济学等各方面的人才，而现有的公共卫生人才队伍在专业结构、职称结构、学历结构等方面都达不到要求。以北京市为例，北京市专业公共卫生人员的整体学历在全国相对较高，但学科分布并不均衡，缺乏妇幼、精神防治、结核防治、采供血、急救等专业的人才培养，副高及以上职称人员数占比普遍较低，基层公共卫生服务人员很多专业不对口。此外，随着公共卫生事业发展由传染病防控向慢性病防控与突发公共卫生事件应对转变，既懂专业又懂管理的复合型人才相对缺乏，公共卫生机构决策者的领导能力有待进一步提高①。

公共卫生机构存在人才流失，尤其是骨干人才流失的问题。在 2019 年 6 月国务院发展研究中心召开的中国医改十年研讨会上，中国疾病预防控制中心流行病学首席科学家曾光指出，因为长期积累的各种问题，以及受近期政策性原因导致收入进一步下降，疾控系统人心浮动，人才加速外流，三年中仅国家疾控中心流失的中青年骨干就有百人之多，有些地方疾控机构人才流失更严重。即使是在北京市这样的城市，

---

① 孟月莉，毛阿燕，杨玉洁，等. 北京市 2011—2016 年公共卫生人员配置现况分析. 卫生软科学，2019（3）：42-47.

公共卫生服务人员队伍也不稳定，专业吸引力不足，人员流失明显。2011—2016 年，北京市公共卫生技术人员占比呈下降趋势，大多数专业机构的编制完成率呈下降趋势，"空编"状态越来越明显，尤其是精神卫生保健服务人员①。

二、公共卫生队伍存在问题的原因

我国公共卫生队伍存在的问题，根源在于两个方面：

第一，公共卫生体系发展滞后，缺乏顶层设计。20 世纪80 年代初，政府投入不足，卫生防疫系统不再享受国家财政全额拨款，不得不把主要精力转向创收，而在这一过程中大量非专业人员进入了公共卫生队伍。目前，国家认识到公共卫生服务体系需要与医疗服务、医疗保障、药品供应保障三个体系配套建设和协调发展，但相对于其他三个体系，公共卫生服务体系的改革发展相对滞后。一方面，缺乏城市公共卫生建设发展的总体规划和顶层设计。各部门对"将健康融入所有政策"的理解差异较大，各级政府对辖区内公共卫生资源的统筹、体系建设、条件保障等工作重视程度差异较大。同时，各专业机构高度组织化、领地化，医防体系长期割裂，医疗机构承担公共卫生职能定位不明确，公共卫生机构和医

① 孟月莉，毛阿燕，杨玉洁，等. 北京市 2011—2016 年公共卫生人员配置现况分析. 卫生软科学，2019（3）：42-47.

疗机构之间的分工协作机制不健全，协同性差。另一方面，各级政府对公共卫生的投入不足、结构不合理。医疗卫生支出在地方财政总支出中的占比很低，公共卫生的占比更低，对公共卫生体系的软硬件建设的投入都不充分。除了财政投入之外，其他专项投入和社会捐助等形式较少，各地区之间的投入也很不均衡①。

第二，公共卫生机构干部人事制度不适应公共卫生发展需要。公共卫生机构包括各级卫生行政机构、疾病控制机构、卫生监督机构、妇幼保健机构、慢性病防治机构、社区卫生服务机构及公共卫生研究机构。其中，卫生行政机构属于各级政府机构的组成部分，人事管理属于《公务员法》的管辖范围；其他公共卫生机构属于事业单位，人事管理适用《事业单位人事管理条例》。在这两类单位及其内设机构中担任领导职务的干部，还要遵循中组部制定的与党政领导干部相关的规定。总体来看，公共卫生机构的干部人事制度并不是围绕公共卫生事业的需要而设计的，而是要分别服从两套不同的管理体系。这两套管理体系本身依然存在未能得到解决的问题，而且它们各自需要管辖的对象类型较多，其规定很难完全适合公共卫生机构的实际状况和发展需要。

2011年颁布的《关于分类推进事业单位改革的指导意

① 王坤，毛阿燕，孟月莉，等. 中国公共卫生体系建设发展历程、现状、问题与策略. 中国公共卫生，2019（7）：801-805.

见》，将承担公共卫生及基层的基本医疗服务等基本公益服务，不能或不宜由市场配置资源的，划入公益一类。公益一类事业单位由财政全额拨款，业务活动的宗旨目标、内容、分配方式和标准等都由国家明确规定，不得开展经营活动，履行职责依法取得的收入上缴国库或财政专户，实行"收支两条线"管理。同时，国家对这类事业单位的机构编制从严控制。这一思路与2009年发布的《关于深化医药卫生体制改革的意见》一致。由此，公共卫生机构取消了几乎所有收费自留技术服务项目，虽然有利于还原公共卫生本色，但在客观上造成了公共卫生服务人员的工资收入出现较大幅度下降，与其他卫生事业单位之间的收入差距进一步拉大。与此同时，公共卫生领域尤其是从事基层公共卫生服务的工作人员不仅工作量大，压力大，工作琐碎，而且被考核的内容越来越多，考核要求越来越高，再加上学习和培训机会少，职业发展和晋升空间有限，在客观上导致了较为严重的人员流失问题。

三、完善公共卫生机构干部人事制度的建议

（一）构建战略性公共卫生人力资源管理体系

我国公务员管理和事业单位人事管理取得了长足进步，但都有一个很大的缺陷——仍然停留在职能管理的层面，缺乏战略高度。战略性人力资源管理要求站在战略甚至组织的

使命、愿景和价值观的高度来设计并适时调整人力资源管理体系，强调人力资源管理体系与组织外部环境的适配性，以及人力资源管理系统内部各职能模块之间的适配性。党和政府对公共卫生服务提出了很高要求，但是对于"要想达到这种战略目标，我们需要建设一支什么样的公共卫生服务队伍以及如何建成这样一支队伍"的问题，却并没有进行系统性分析。从战略人力资源管理的角度说，要确保公共卫生服务相关战略目标的实现，要搞清楚实现这些目标对人力资源数量、质量和结构的要求，还要研究应该构建怎样的选拔任用、培训开发、绩效考核评价、薪酬福利乃至组织文化建设体系。必须制定切实可行的、系统的公共卫生人力资源战略规划。

公共卫生机构大多属于事业单位，而事业单位人事制度改革很大程度上并未遵循战略性人力资源管理的基本逻辑。比如，应当首先明确战略及其目标，然后由战略来决定机构及岗位设置，再由岗位职责以及任职要求来决定选拔任用、绩效考核、薪酬等。然而，在此前一轮事业单位人事改革中，却是首先改革了工资制度，之后再去落实岗位管理制度，这实际上是一种逆操作。出现这样情况的一个重要的背景，是2006年正式颁布了《公务员法》，对公务员工资制度进行了改革，而事业单位工资制度的改革同步进行，试图将事业单位工资与公务员工资制度区分开来，强化事业单位的去行政化。尽管初衷很好，但改革并不是按照人力资源管理的逻辑进行，必然在后续改革中遇到很多问题。

（二）夯实岗位管理，确保人岗匹配

岗位管理是现代人力资源管理的一个重要基础。岗位必须是有意义的，工作量饱满，且有利于任职者完成。在绝大多数情况下，组织都是先设置岗位，再寻找合适的人选，也就是因岗设人，而不是因人设岗。岗位管理需要回答三个核心问题：为什么要设置这个岗位？这个岗位需要承担哪些工作职责以及哪些重要的工作任务？这个岗位要求具备何种任职资格条件？第一个问题是明确设置岗位的必要性，确保岗位与战略和目标存在紧密关系。第二个问题是明确岗位的职责边界和核心工作任务，成果体现为岗位描述，对实施科学有效的绩效考核至关重要。第三个问题是明确任职者需要具备的条件，成果为任职资格条件，对于确保人岗匹配具有重要意义。

遗憾的是，岗位管理在党政机关和事业单位没有真正受到重视。党政机关重视职务等级或行政级别，因为它是公务员身份地位以及待遇的最重要决定因素。尽管同一职务等级或行政级别的党政干部，实际的工作职责、工作内容、工作难度、工作技能要求以及工作条件等存在差异，但从中央到地方的党政机关却几乎没有对这些岗位要素进行过系统分析。我国实行公务员职位分类制度，按照公务员职位的性质、特点和管理需要，将其划分为综合管理类、专业技术类和行政执法类等类别，但这种分类非常笼统，是在没有分析具体岗位或职位的情况下所做的一种简单分类，无法明确每一位公务员在具体岗位上的职责范围和任职条件，仍然是一种粗放的管理方式。

事业单位人事制度改革很早就提出了岗位管理。2006 年的《事业单位岗位设置管理试行办法》和 2014 年的《事业单位人事管理条例》都有明确规定。然而在实践中，事业单位的岗位管理并未真正开展，岗位分析缺位、岗位职责不清、任职资格不明的问题依然存在。虽然对事业单位职能管理人员实施了职员制管理，但职员的岗位等级实际上严格对应公务员的行政级别或职务等级，与基于岗位分析和岗位评价形成的岗位等级不是一个概念。国家人事部、卫生部在 2007 年印发《关于卫生事业单位岗位设置管理的指导意见》，目前仍是有效的指导文件，但它没有真正落实卫生事业单位中的具体岗位设置，仅仅是对岗位等级设置做出了规定。比如，卫生事业单位的管理岗位共分为 8 个等级（全国事业单位共 10 个等级），最高等级为三级职员岗位。这里实际只划分了岗位等级，在岗位等级内部并没有清晰的具体岗位。2015 年 10 月，国家卫生计生委下发《关于印发疾病预防控制中心岗位设置管理指导意见的通知》，尽管提供了《省、市、县三级疾病预防控制中心岗位职责（2015 版）》，但对岗位职责的描述并不是很细致和规范，同时并不包含每个岗位的任职条件。

无论是卫生行政部门，还是其他事业单位属性的卫生服务部门，都处于岗位管理基础薄弱的状态，很难保证人岗匹配。武汉市和湖北省政府官员在此次疫情中的表现，包括卫健委负责人的表现，都不令人满意。导致这种状况的原因很多，但领导干部并不完全具备胜任岗位的任职资格条件是其中的重要原因之一。在此次疫情中因表现不佳而被免去黄冈市卫健委主任职务的唐志红，西南政法大学毕业后先在湖北麻城市司法局、麻城市政府法制办、黄冈市档案局、黄梅县（副县长）工作，2017 年才开始担任黄冈市计生委主任，后任黄冈市卫健委主任。被免职的湖北省卫健委主任刘英姿在担任卫生健康工作主管领导之前，没有任何卫生健康领域的学习、工作和管理经验，2018 年才担任湖北省卫计委主任。与刘英姿同时被免职的省卫健委党组书记张晋，毕业于同济医科大学，但在高校和政府长期从事共青团和行政管理工作，没有扎实的一线卫生工作经验。

上述情况并非个例，很多地方的卫健委负责人都并非专业出身或缺乏一线卫生、医疗经验，他们在担任卫生健康领导岗位之前，并没有在该领域中的长期基层经验。还有一些人在担任这一领导岗位之后，持续任职时间不长，很难着眼于长期规划来安排卫生健康事业。虽然作为卫生健康工作领域的领导者，本人并不需要承担具体的专业技术工作，在一般情况下不必苛求他们在卫生医疗领域的专业技术水平和一线工作经验，但是在突发公共卫生事件发生时，如果这些领导者具有足够的专业知识和技能以及本领域的长期工作经验，则有助于他们迅速做出判断，采取有力行动。

在此次疫情防控期间，国家卫健委医政医管局副局长焦雅辉在几次记者会上表现出极高的专业素养，全程脱稿发言，对相关信息和数据非常熟悉，回答问题明确，不打官腔，没有废话，给大家留下深刻印象。天津市疾控中心传染病预防控制室主任张颖在防控工作中表现专业，调查细致，在新闻发布会上同样脱稿讲解，信息披露翔实，赢得一致好评。焦雅辉来自卫生行政机构，张颖则来自公共卫生事业单位，都是公共卫生机构的优秀代表。她们之所以有这样的表现，与她们的专业出身以及长期在公共卫生领域中的工作和管理实践不无关系。因此，应尽快对公共卫生机构所有岗位进行全面系统的分析，明确岗位工作职责和任职资格条件，然后按照岗位要求选拔、录用合适的人员，提高公共卫生人力资源整体素质。

（三）重构公共卫生队伍激励体系

人岗匹配之后的一个重要工作是激励，即促使任职者积极圆满地履行工作职责。最核心的激励手段包括三个方面：职业发展、绩效考核、薪酬。由于公务员管理自成体系，且公共卫生行政机构的人员数量在整个公共卫生人员中占比不大，本部分重点讨论公共卫生事业单位的激励问题。

1. 职业发展

大多数公共卫生机构都是知识密集型的组织，而知识型员工对职业发展的重视程度更高。然而在当前事业单位人事制度下，无论是管理类人员还是专业技术人员，都受到职业发展的天花板限制。一方面，管理人员的岗位等级是根据传统的行政等级（从正局级到办事员）一一对应而来，在职务得不到晋升的情况下，岗位等级很难上升，尤其是在基层公共卫生机构。对于专业技术人员来说，专业技术岗位虽然有13个等级，晋升机会看上去要多一些，但主管部门对于各个技术等级上的人员比例有严格限制，比如，对卫生事业单位专业技术等级中的高级、中级、初级不同等级岗位之间的结构比例，全国的总体控制目标为二级、三级、四级岗位之间的结构比例为1：3：6，五级、六级、七级岗位之间的结构比例为2：4：4，八级、九级、十级岗位之间的结构比例为3：4：3，十一级、十二级岗位之间的结构比例为5：5。这种僵化的比例限制导致很多公共卫生工作人员失去了技术等级晋升的机会。对一些需要高水平人才的公共卫生机构来说，这种限制的危害尤其大，包括国家疾病预防控制中心在内的公共卫生机构，都存在高级专业技术岗位严重不足的问题。

应当允许公共卫生机构根据自己的实际情况，打破原有的以行政级别为基础的管理人员岗位等级和晋升办法，实行以岗位为基础的、基于岗位评价的新型岗位等级以及相应的晋升办法。同时，适当放松不同专业技术岗位之间的数量比例关系，允许公共卫生机构建立更为科学合理的专业技术岗位管理和晋升办法。

2. 绩效考核

尽管 1995 年人事部颁布了《事业单位工作人员考核暂行规定》，但是在传统事业单位管理体制下，绩效考核工作一直形同虚设。2014 年颁布的《事业单位人事管理条例》，也仅仅是原则性地做出规定。然而绩效考核是一项专业性很强的工作，不仅要求科学地设计考核指标，合理确定需要达到的具体目标，还需要考核者对被考核者的工作表现有全面准确的了解，并且有端正的考核动机，同时还要注意避免考核中可能出现的各种偏差。当前，我国绝大多数事业单位，包括公共卫生事业单位，绩效管理的基础都很薄弱。不仅领导者缺乏对绩效考核的重视，各级管理人员不具备实施绩效考核的能力和经验，而且一般工作人员对绩效考核的理解也存在误区。特别是在 2006 年推行事业单位工资改革时，事业单位为了发放绩效工资，不得不硬性推行绩效考核，在绩效考核工作很不成熟甚至争议很大的情况下强行与绩效工资挂钩，导致了事业单位员工对绩效考核的意义和目的产生误解甚至反感。

要想正确发挥绩效考核的激励作用，首先必须认真练好绩效考核的基本功，从而让全体公共卫生工作人员正确理解绩效考核的目的和意义，了解绩效管理对于公共卫生机构职责履行和使命达成的价值，然后从组织绩效、部门绩效、个人绩效三个层面理解绩效的含义、考核指标设计和使用的基本原理。同时，对作为考核者的各级管理人员进行系统培训，规范绩效考核过程，强化评价结果面谈，细化考核结果应用。

3. 薪酬

员工最关注薪酬体系的三个问题：内部公平、外部公平、绩效公平。

内部公平考虑的是组织内部不同个体之间的薪酬差距是否合理。当员工的薪酬与其岗位以及工作能力相匹配时，员工才会产生内部公平感。我国事业单位的基本工资号称岗位工资，但实际上是一种"假"岗位工资，因为决定基本工资等级的岗位等级并没有基于科学的岗位分析。公共卫生工作人员实际所在的岗位等级并不能准确地反映出他们实际从事的岗位，不能反映工作内容、工作难度、工作条件、任职资格等方面的差异。这种情况既存在于管理人员身上，也存在于专业技术人员身上。

外部公平涉及公共卫生机构工作人员与组织外部同类型人员之间的薪酬对比。公共卫生机构工作人员的薪酬明显低于同级别的医疗卫生、科研和教育机构。将公共卫生机构划归公益一类是正确的，因为它们最重要的任务不是营利，但是不能因此认为公共卫生服务人员就不能有合理的经济诉求。公共卫生机构要想吸引和留住人才，必须确保薪酬水平不能低于同级别的医疗卫生、科研和教育机构。国家应对公共卫生机构进行薪酬水平对标管理，以同级别医疗卫生、科研和教育机构的薪酬水平为标杆，通过市场薪酬调查的方式恰当确定公共卫生工作人员的薪酬水平，并通过全额拨款的形式确保薪酬支付到位。

绩效公平强调的是从事相同或相似工作的人，绩效水平应当影响工资差异，绩效水平越高，薪酬水平应当越高。要实现这一目标，首先要确保对公共卫生工作人员的绩效进行有效考核和评价，真正区分出优秀、一般、较差的人。其次，要在薪酬中拿出足够大的比重与绩效考核结果挂钩。在当前事业单位政策中，70％的绩效工资全额发放给个人，只有30％可以用来与个人绩效挂钩。再加上一些公共卫生事业单位的领导对绩效考核不重视，不愿意拉开考核差距，或者搞考核优秀等次的"轮流坐庄"，使得绩效工资在公共卫生机构几乎名存实亡。扎扎实实做好绩效考核工作，加大绩效工资所占的比重，是未来改革的一个重要方向。

第九章

完善公共卫生安全领域的立法工作

公共卫生直接反映人类生存的状况，它若出现危机就是人类的生存危机。是否具备健全的公共卫生法律体系，是衡量一个国家社会文明程度的重要标志。改革开放以来，我国在立法层面已经形成了相对完备的公共卫生法律体系，有力地保障了公民的生命健康权益。但是，公共卫生事件在实践中仍然处于高发状态，尤其是在抗击新冠肺炎疫情过程中暴露出的很多问题，突出反映了公共卫生安全领域的立法存在明显不足。因此，必须深刻反思我国公共卫生安全立法工作，加快公共卫生法治化建设的进程，构建适合新时代发展要求的、高效的公共卫生安全法律体系。

一、公共卫生安全领域立法的现状

我国的公共卫生法律体系是以《宪法》为依据，以《传染病防治法》、《突发事件应对法》、《职业病防治法》、《食品安全法》和《基本医疗卫生与健康促进法》等法律为重要基础。

1.《传染病防治法》和《突发事件应对法》

1987 年底，上海甲肝疫情暴发，共有 31 万多人发病，造成经济损失超过百亿元。该事件直接推动了 1989 年《传染病防治法》的颁布，这是我国公共卫生领域的第一部法律。该法实施后，对于预防、控制和消除传染病的发生和流行，发挥了重要作用。但是，2003 年"非典"疫情席卷全国，暴露了《传染病防治法》的很多缺陷，如对传染病监测的能力较弱、疫情信息通报的渠道不畅、医疗机构的救治能力薄弱、财政经费的保障不足等，直接影响了传染病预防和控制的效果。鉴于此，国务院于同年 5 月紧急发布了《突发公共卫生事件应急条例》，进一步完善突发公共卫生事件应急处理机制。2004 年，全国人大常委会对《传染病防治法》进行了修订和完善。

2004 年，全国人大通过了宪法修正案，用"紧急状态"取代了"戒严"，为突发公共卫生事件纳入宪法做了铺垫。2007 年，全国人大常委会通过了《突发事件应对法》，对突然发生、造成或者可能造成严重社会危害、需要采取应急处置措施予以应对的公共卫生等四类事件，按照社会危害程度、影响范围等因素，分为特别重大、重大、较大和一般四级，采取预防与应急准备、监测与预警、应急处置与救援、事后恢复与重建等措施。发生特别重大突发事件，对人民生命财产安全、国家安全、公共安全、环境安全或者社会秩序构成重大威胁，采取本法和其他有关法律、法规、规章规定的应急处置措施不能消除或者有效控制、减轻其严重社会危害，需要进入紧急状态的，由全国人大常委会或者国务院依照宪法和有关法律规定的权限和程序决定。

2.《职业病防治法》

2001 年，为了预防、控制和消除职业病危害，全国人大常委会通过了《职业病防治法》。该法重点保护劳动者的健康权益，规范了社会经济发展中的生产和经营行为，具有里程碑式的意义。

3.《食品安全法》

1982 年，为了保证食品安全，保障人民身体健康，全国人大常委会通过了《食品卫生法（试行）》。1995 年，全国人大常委会正式颁布了《食品卫生法》。2009 年全国人大常委会颁布了《食品安全法》，将食品问题上升到安全高度。《食品安全法》实施后经过了 2015 年、2018 年两次修订。食品卫生从试行到正式立法，再到食品安全的三次立法，体现了我国政府不断提高对食品安全和人民身体健康的重视程度。2019

年，国务院发布了新修订的《食品安全法实施条例》。

4. 《基本医疗卫生与健康促进法》

2019 年 12 月，全国人大常委会通过了《基本医疗卫生与健康促进法》，对包括公共卫生在内的基本医疗卫生制度的各个方面做了主要制度安排，是医疗卫生领域的基本法，对公共卫生法治建设起到重大作用。该法把医疗卫生领域当中零散的、分散的、单行的立法，整合成一个系统化的法律体系，为公共卫生等各个方面提供了指引性的法律原则和制度框架。

经过 30 多年的发展，我国的公共卫生法治建设，实现了历史性的跨越，初步形成了相对完整的公共卫生法律体系。在横向上，分为五大领域，由传染病预防控制、职业病防治、以食品和化妆品为主体的产品卫生管理、公共场所和学校卫生管理和突发公共卫生事件应急制度构成。在纵向上，分为六个层次：（1）宪法，对进入紧急状态做了原则性规定，全国人大常委会决定全国或者个别省、自治区、直辖市进入紧急状态，国务院依照法律规定决定省、自治区、直辖市的范围内部分地区进入紧急状态；（2）法律，除了上文提及的《传染病防治法》、《职业病防治法》、《食品安全法》和《基本医疗卫生与健康促进法》，还有《国境卫生检疫法》和《红十字会法》等公共卫生法律；（3）行政法规，包括《突发公共卫生事件应急条例》、《血液制品管理条例》、《公共场所卫生管理条例》和《学校卫生工作条例》等 30 多部公共卫生行政法规；（4）部门规章，包括国家卫健委（原卫生部、原卫计委）制定的 400 多部公共卫生规章；（5）地方性法规，是由省、自治区、直辖市以及设区的市的人大及其常委会制定的有关公共卫生的法律规范；（6）技术标准，是随着改革开放和经济社会发展，数量增加、覆盖范围扩大最为迅速的，内容涉及传染病诊断、职业病诊断、食品安全、灾害医疗救援、核事故医学应急、食物中毒、职业危害事故预防等 1 000 多项公共卫生的国家标准和卫生行业标准。

二、公共卫生安全领域立法存在的问题

尽管我国在公共卫生法治建设方面取得了跨越式发展，从几近空白到体系相对完整，但是，我们在疫情中付出巨大代价，疫情对公共卫生安全立法提出严重挑战。建立一个完善的公共卫生法律体系，仍然是一个艰巨的任务。

以新冠肺炎疫情为例，行政执法部门采取防控措施的法律依据，中央层面的法律规范包括：（1）两部法律：《传染病防治法》和《突发事件应对法》。（2）一个行政法规：《突发公共卫生事件应急条例》。（3）两个规范性文件：《国家突发公共事件总体应急预案》和《国家突发公共卫生事件应急预案》。地方层面上，地方人大、政府也制定了一些执行上位法的法律规范，如《湖北省突发公共事件总体应急预案》、《湖北省突发公共卫生事件应急预案》、《武汉市突发事件总体应急预案》和《武汉市突发公共卫生事件应急预案》。从法律规

制的角度来说，从中央立法到地方立法，从人大立法到行政立法，公共卫生的法律体系是相对完整的。

但是，在新冠肺炎疫情防控过程中出现的短板和漏洞，说明当前的法律体系依然存在缺陷和不足，这主要表现在四个方面：

1. 公共卫生立法的理念陈旧落后，行政应急的体制机制不够科学

新冠肺炎疫情防控过程中暴露出来的重大疫情信息没有及时公开与上报、应急措施启动迟缓与混乱、患者难以确诊与收治等问题，根本原因在于公共卫生立法理念存在重大缺陷。

（1）相关法律的理念冲突没有解决。《传染病防治法》第十九条规定："国家建立传染病预警制度。国务院卫生行政部门和省、自治区、直辖市人民政府根据传染病发生、流行趋势的预测，及时发出传染病预警，根据情况予以公布。"这也是2020年1月27日武汉市市长周先旺接受央视采访时的说法，认为武汉没有传染病疫情发布的权限。但是《突发事件应对法》第四十三条规定："可以预警的自然灾害、事故灾难或者公共卫生事件即将发生或者发生的可能性增大时，县级以上地方各级人民政府应当根据有关法律、行政法规和国务院规定的权限和程序，发布相应级别的警报，决定并宣布有关地区进入预警期，同时向上一级人民政府报告，必要时可以越级上报，并向当地驻军和可能受到危害的毗邻或者相关地区的人民政府通报。"《传染病防治法》属于旧的特别法，《突发事件应对法》属于新的一般法，两者冲突，只能通过全国人大常委会裁决才能解决。但是，这一程序迟迟未能启动，导致法律适用陷入困境。

（2）快速启动应急措施的理念不够彻底。重大疫情的行政应急，应当突破原有的逐级上报的行政管理模式，允许疫区的地方政府直接报送省级政府直至国务院，并及时向社会发出预警信息，从而激发从中央到地方、从政府到民间甚至从国内到国外的全方位启动应急措施的局面。但是，现有的立法模式，主要是地方卫健委层层向国家卫健委报告，然后自上而下地层层下达命令采取防控措施，对社会则是封锁消息企图维护社会稳定，这样就可能延误应急处置的时机。

（3）行政应急能力建设的理念不够扎实。本次疫情暴发后，各级政府的应急准备明显不足，法律上没有明确规定哪些部门有哪些权力采取哪些措施，人力、物力、财力紧张，普通民众很难买到口罩和消毒液，尤其是医疗资源告急，医院对确诊病人的收治能力严重不足导致疫病传播加剧，甚至连一线医护人员都不能配备足够的防护物资。有些政府只好临时占用与疫情无关的医疗资源，侵犯了其他患者的就医权利。

2. 疾病预防控制与重大疫情防控救治，两大体系存在很多弊端

在疾病控制方面，重治疗、轻预防的倾向依然存在，预防保健工作不能适应防控突发公共卫生事件的要求。政府对公共卫生事业的投入不足，公共卫生队伍建设比较薄弱，基层防控能力不够，医疗机构和卫生行政部门的风险意识较差。在重大疫情防控方面，应急响应机制不够健全，科学研究、疾病控制、临床治疗的协同机制不够完善。

以传染病的认定为例，由于过于机械和僵化，降低了应急机制启动的效率。《传染病防治法》将传染病分为甲类（2种）、乙类（25种，未包含新型冠状病毒肺炎）和丙类（10种），并采取对应的预防和控制措施。国务院卫生行政部门根据传染病暴发、流行情况和危害程度，可以决定增加、减少或者调整乙类、丙类传染病病种。对乙类传染病中"非典"、肺炭疽和禽流感，采取甲类传染病的防控措施。其他乙类传染病和突发原因不明的传染病需要采取甲类传染病防控措施的，由国家卫生行政部门报经国务院批准。此次的新冠肺炎，属于"突发原因不明的传染病"，先被国家卫生行政部门确定为乙类传染病，再经国务院批准采取甲类传染病的防控措施。2019年12月1日《柳叶刀》发表的论文称武汉首例新冠病毒确诊病例当日发病，12月8日武汉市卫健委通报称首例新冠病毒患者当日发病，12月29日湖北省、武汉市卫健委组织到武汉中西医结合医院进行流行病学调查，12月31日国家卫健委专家组抵达武汉，2020年1月3日武汉市卫健委通报44例"不明原因的病毒性肺炎"，1月8日国家卫健委确认新冠病毒为疫情病源，1月20日国务院批准将新冠肺炎纳入法定传染病乙类管理但采取甲类传染病的防控措施。实践证明，这种对传染病种类的认定程序，极有可能由于信息瞒报、决策迟缓等因素导致无法及时做出防控决策。

3. 行政应急权力的边界比较模糊，有些地方的公民权利没有得到充分保障

在紧急状态下，行政机关需要采取特殊措施进行应对，此时行政机关的公权力会得到扩张，相应地，公民的私权利就随之缩小。这意味着公民权利需要受到比平时更加严格的限制，包括禁止迁徙、出境、集会、游行，限制人身自由或者财产自由等。《突发事件应对法》、《传染病防治法》和《突发公共卫生事件应急条例》赋予政府依法采取行政应急行为的权力，但是相关规定存在缺位和模糊的问题，有可能造成公权力的过度或者随意使用。例如，危机管理人员有权在事件处理过程中，征用车辆运送严重受伤者；为挽救本人或者其他人的生命，占有必要的药品或食物；可未经许可进入民宅或建筑物，取出可用于救生的设备，进行救援或保护工作；等等。但是，相关法律法规中没有规定具体的征用程序以及明确的补偿原则、补偿程序和补偿标准，也没有明确公民财产受到侵犯时的救济途径。此外，有些地方的防控工作出现了简单粗暴"一刀切"现象，如强制封门、挖沟断路、散布患者隐私信息、任意隔离非病毒携带者、"硬核"封堵武汉人、拘留提前复工人员等缺乏法律根据的做法，不仅不能有效防控疫情，反而会激化矛盾，造成不应有的损失，反映出

在紧急状态立法中缺乏对公民权利的明确规定和硬性保护。

4. 野生动物保护立法有重大缺陷，乱捕滥食野生动物带来疫情传播隐患

疾控部门和专家的初步调查研究表明，2003 年"非典"疫情，以及此次的新冠肺炎疫情，很可能是野生动物传染给人类，并造成人际传播。这个结论再次为乱捕滥食野生动物敲响了警钟。在实践中，大量存在野生动物非法交易的行为和滥食野生动物的陋习，对公共卫生安全造成非常不利的影响。但是，现行的《野生动物保护法》以及《陆生野生动物保护实施条例》等配套法规制度，主要是保护珍贵、濒危野生动物，大量野生动物包括绝大多数的蝙蝠、鼠类、鸦类等传播疫病高风险物种，不在保护管理范围，对其猎捕、人工饲养、利用的行为，不能依法进行管控，成为传播、扩散疫病的一大隐患。

三、公共卫生安全领域立法的完善

2020 年 2 月 14 日，习近平总书记在中央全面深化改革委员会第十二次会议上强调，要研究和加强疫情防控工作，从体制机制上创新和完善重大疫情防控举措，健全国家公共卫生应急管理体系，提高应对突发重大公共卫生事件的能力水平。要强化公共卫生法治保障，全面加强和完善公共卫生领域相关法律法规建设，认真评估传染病防治法、野生动物保护法等法律法规的修改完善。习近平总书记的重要讲话，为完善公共卫生立法指出了明确的方向。

1. 提升公共卫生立法理念，完善国家公共卫生应急管理体制

确保人民群众生命安全和身体健康，是我们党治国理政的一项重大任务。疫情过后，重建公共卫生法律体系，不能仅仅对法律条文进行简单的缝缝补补。修改法律只是治标，提升理念方为治本之策。公共卫生的立法，首要任务是摒弃不合时宜的立法理念，把人民群众的生命健康权放在首要位置。要从保护人民健康、保障国家安全、维护国家长治久安的高度，把生物安全纳入国家安全体系，系统规划国家生物安全风险防控和治理体系建设，全面提高国家生物安全治理能力。要遵循应急管理的科学规律，全面改革公共卫生应急法律制度，理顺中央地方之间的关系，理顺部门之间的关系，理顺政府与人民的关系，确保政府在重大疫情来临时采取更细致、更严格、更有效的处置措施，从容应对突发公共卫生事件。

2. 完善突发公共卫生事件相关法律，改革完善疾病预防控制体系和重大疫情防控救治体系

按照全面依法治国的要求，完善突发公共卫生事件相关法律，做到应急有法，依法应急。《突发事件应对法》于2007年颁布实施，但是2008年以来发生了许多应急事件，包括突发公共卫生事件，出现了很多新情况，因此需要修订完善。

《突发公共卫生事件应急条例》是国务院发布的，可以考虑上升为法律，出台《突发公共卫生事件应急法》。在法律修订和制度完善上，在疾病预防控制方面要坚决贯彻预防为主的工作方针，将预防关口前移，避免小病酿成大疫。要健全公共卫生服务体系，优化医疗卫生资源投入结构，加强农村、社区等基层防控能力建设，织密织牢第一道防线。要强化风险意识，完善公共卫生重大风险研判、评估、决策、防控协同机制。在重大疫情防控救治方面，健全重大疫情应急响应机制，建立集中统一高效的领导指挥体系。同时，健全科学研究、疾病控制、临床治疗的有效协同机制，及时总结各地实践经验，形成制度化成果，完善突发重特大疫情防控规范和应急救治管理办法。

3. 修改紧急状态法律制度，明确界定行政应急权力和公民权利的范围

虽然在突发公共卫生事件发生时，公民的私权利要让位于政府的公权力，但是行政应急权力不是越大越好，行政强制措施也不是越严厉越有效。在疫情防控过程中，必须坚持行政法治原则和人权保障原则，行政执法部门必须严格依照法律规定的权限和程序做出决定。在现行的公共卫生法律体系中，从《传染病防治法》、《突发事件应对法》到《突发公共卫生事件应急条例》，在紧急状态之下，都强调政府的强制权力和公民的服从义务。这种权力与义务的结构不利于公民权利的保障。因此，应当对相关法律法规进行全面梳理，重

新构建行政应急权力和公民权利的关系模式，制定行政应急权力的正面清单和负面清单，确保公民权利得到有效保障。

4. 修改野生动物保护法律制度，做好重大公共卫生安全风险的源头控制

将公共卫生安全纳入考量，对野生动物保护法等相关法律法规进行修改完善。认真梳理野生动物保护法律法规中不适应新形势新要求的条款和薄弱环节，全面扩大法律法规的调整范围，将保护对象扩展至可能引发公共卫生事件的其他野生动物，同时加强执法监督，加大惩处力度，严厉打击野生动物非法交易，坚决革除滥食野生动物的陋习。国务院野生动物保护主管部门应当会同国务院卫生行政部门，尽快组织开展公共卫生风险评估，并公布禁止食用的野生动物名录。

第十章

完善公共卫生疫情背景下的市场监管体制建设

2020年2月3日，中共中央政治局常务委员会召开会议研究加强新型冠状病毒感染的肺炎疫情防控工作，明确强调"要加强市场监管，坚决取缔和严厉打击非法野生动物市场和贸易"。这既表明党中央国务院从防控疫情的战略高度对市场监管工作提出了新的要求，也表明市场监管体系建设与职能履行对于防控疫情风险具有重要的意义和价值。

与其他部门情况不尽相同的是，市场监管部门是自2018年3月国务院机构改革以来，在综合原来的工商、质监、食药监、发展改革委、商务等机构部分职能的基础上，刚刚新建起来的一个职能部门，各项职能的履行和组织机构建设都还在走向深层次整合的过程中，尤其是地方层面的市场监管部门，还处于由物理整合走向化学整合的阶段。此次防控疫情风险工作，既是对新组建的市场监管体系队伍的一次重大检阅，也是对我国市场监管体系与能力的一次重大考验。市场监管领域防控风险工作的力度和效果，也将直接关系到疫情风险防控工作大局的成败。结合新冠肺炎疫情风险防控的要求以及市场监管部门的职能范围，现阶段市场监管部门需要重点抓好以下四个方面的工作，即取缔和打击非法野生动物市场和贸易、加快核酸检测试剂和新药临床试验的审批、打击制售假冒伪劣防护用品和药品的行为以及保障重要民生商品价格稳定，而这四个方面的相关体制建设也需要进一步完善。

一、取缔和打击非法野生动物市场和贸易

虽然目前对于新型冠状病毒的来源和宿主的科学研究仍然有待进一步深化，但几乎可以肯定的是，野生动物是新型冠状病毒的重要载体。目前，全世界已经证实的人类病原体共有 1 415 种，人兽共患病约占 61%，其中多数病原体来源于野生动物[1]。鉴于 17 年前"非典"病毒同样源于野生动物

---

[1]　Taylor, L. H., Latham, S. M., & Woolhouse, M. E. Risk factors for human disease emergence. Philosophical Transactions of the Royal Society B, 2001, 356（1411）：983 - 989.

的惨痛教训，我们有理由相信非法野生动物市场和贸易，特别是捕猎、销售和食用未经严格检验检疫的野生动物，已经成为公共卫生风险的重要源头。由此可见，取缔和打击非法野生动物市场和贸易，不仅仅是保护生态环境的问题，而且已经上升到了公共安全的战略高度。

我国的陆生脊椎动物种类达 2 100 多种，占世界这类动物种数的 10% 以上，是世界上野生动物种类最丰富的国家之一。同时，我国也是非法野生动物交易规模最大的国家之一，近 10 年来仅海关公布的非法野生动物走私案件就涉及多达 109 种野生动物①。此外，正式注册登记的龟鳖养殖场超过 10 000 家、蛇类养殖场超过 8 000 家、果子狸养殖场超过 1 000 家、特种皮毛厂超过 500 家、特禽珍禽场超过 2 400 家、昆虫养殖场超过 600 家②。更重要的是，在我国传统的药食同源文化中，又有"野味食补"的传统，导致野生动物具有很大的消费市场。

必须承认，虽然取缔和打击非法野生动物市场与贸易，一直也是原来工商部门的一项重要职能，但在机构改革之前，很多地方的工商所由于人员编制少、年龄偏大、工作责任繁多，并没有在非法野生动物市场和贸易监管这块投入很大的

---

① 王文霞，杨亮亮，胡延杰，等. 近年我国海关野生动物走私状况分析. 野生动物学报，2019（3）：797-800.
② 为什么不能禁止野生动物贸易？以及疫情结束后野生动物保护应该怎么做？.（2020-02-01）. https://www.bilibili.com/read/cv4540268.

精力，一定程度上也导致了非法野生动物市场和贸易屡禁不绝。基层市场监管所的执法能力高低，直接影响和制约着非法野生动物市场与贸易的最终执法效果。野生动物交易监管并不简单涉及流通交易过程，还有前端的养殖捕猎，以及后端的食用消费环节，整个产业链条非常长，环节众多。与众多且隐秘的野生动物交易市场和巨大的交易量相比，基层监管执法的人员编制少，执法手段有限，执法权威不足，执法专业性不够，技术手段十分有限，往往都以运动式的方式开展，缺乏可持续的制度化保障机制。2018 年机构改革成立国家市场监管总局以来，基层市场监管所的监管能力虽然有所提升，但其担负的具体监管工作任务更加繁重，现在又要对非法野生动物交易重拳出击，确实容易力不从心，而且现在大部分地区的市场监管部门并没有专门负责非法野生动物交易监管的内设机构，在行政综合执法体制背景下，监管人员的专业分工色彩淡化，在一定程度上会影响执法人员的专业能力。

为此，建议在重点地区的市场监管部门增设专门负责非法野生动物市场监管的内设部门，增加专职负责该项工作的执法人员编制，加大对执法人员的专业化知识和法律法规培训，制定打击非法野生动物市场交易的执法文书规范和指引手册，加大对违法市场主体的公示和曝光力度，推动执法部门与动物卫生监督技术部门的沟通与联系，强化执法手段的技术支撑，引入智慧监管和大数据风险评估机制，推动监管执法工具的多样化和灵活化，从而使野生动物交易监管执法落到实处，从源头上斩断这一公共卫生的风险源。

二、加快核酸检测试剂和新药临床试验的审批

检测新冠肺炎病毒的试剂盒的快速审批和投入生产，事关能否最大限度地确诊病例，而治疗新冠肺炎新药的快速研发和上市，则直接关系到确诊病人的生死存亡以及社会大众对疫情防控的信心，这两个职能都与市场监管部门直接相关。考虑到药品监管的专业性，2018年3月，国务院机构改革组建了新的国家药品监督管理局，成为国家市场监督管理总局管理的副部级国家局，负责药品、医疗器械和化妆品的注册管理。自疫情暴发以来，药监部门在新冠病毒核酸检测试剂盒以及新药临床试验审批方面反应迅速，启动了医疗器械应急审批程序，仅用四天时间就批准了四家企业的新冠病毒检测试剂，后面又相继批准了三家企业的试剂产品，同时通过绿色通道受理了瑞德西韦治疗新冠肺炎的临床试验申请，在医疗器械和药品供给方面提供了及时高效的监管服务。

与此同时，我们还应该看到，此次疫情的暴发，也对我国的药品医疗器械产品创新和上市注册制度提出了更高的要求。首先，应急审批程序既要求快速，也需要保证质量，特别是事关新冠肺炎确诊准确度的病毒核酸检测试剂盒，对于整个疫情的基础数据确定具有至关重要的作用，其研发和生产过程必须确保其安全、有效且质量可控。有一线医务人员

反映现阶段的一些病毒核酸检测试剂盒并不能完全准确诊断患者，部分会出现假阳性或假阴性的结果，需要以 CT 等其他辅助手段作为补充。很多厂家的试剂一研发出来就投入市场，没有做足够的性能验证实验，质量存在参差不齐的情况，且检测时间偏长[①]。这就需要药监部门继续对检测试剂盒的质量进行跟踪分析，同时在检测速度上进一步优化。其次，瑞德西韦治疗新冠肺炎的临床试验申请虽然已经开展，且直接进入第三期临床试验阶段，但也有一些医疗专家反映该药在应对埃博拉病毒时出现过一定比例的临床不良反应，且此前的试验缺乏在中国人群体中的数据，有效性尚存在问题，因此仍需要在临床试验过程中严谨科学地推动进行。最后，新冠肺炎疫情对我国的医药产业创新能力提出了更高的要求。多年来，我国医药产业的发展速度虽然很快，但产业集中度低、原研新药成果少、研发投入比例低、国际化程度有待提高等瓶颈问题依然突出，这就要求药监部门能够充分利用在注册审评、市场准入、标准制定等方面的政策加以引导扶持，推动中国医药产业创新升级。

三、打击制售假冒伪劣防护用品和药品的行为

新冠肺炎疫情的暴发，催生了对口罩、防护服、医用酒

---

① 张思玮. 用 CT 诊断新型肺炎？专家回应：不可行.（2020 - 02 - 04）. http://news. sciencenet. cn/htmlnews/2020/2/435379. shtm.

精、消毒水等防护用品以及抗病毒类药物的巨大需求，而在短期内正规厂家的生产供应能力十分有限，无法完全有效满足社会公众的需要，巨大的供求落差，带来了巨大的商业利润空间，从而刺激了一些不法分子制售假冒伪劣产品的冲动，导致市面上充斥着一些不符合国家标准的假冒伪劣防护用品和药品。例如，山东省查获假劣口罩 67 万余个、假劣消毒液近 50 吨①；重庆市捣毁产、储、销"黑窝点"7 处，查获涉及假冒伪劣防护口罩 21 万个②；四川内江一次就查处了 50 余万个"三无"口罩③，其他涉及护目镜、防护服、体温枪、消毒类产品的案件更是明显增加。这些假冒伪劣产品不仅使很多消费者蒙受经济上的损失，更是对于疫情防控期间社会公众的自我防护留下了巨大的安全隐患，甚至对整个疫情防控工作都会产生误导和不利影响。因此，在疫情防控期间，重点打击制售假冒伪劣防护用品和药品的非法行为，是各级市场监管部门的重点工作，也是对组建以来市场监管部门监管体系与能力现代化水平的重大考验。

然而，从现有监管执法实践来看，市场监管部门打击制

---

① 山东查处涉疫情案件 950 余起　查获假劣口罩 67 万余个．（2020 - 02 - 10）．https：//baijiahao. baidu. com/s? id = 1658135033531774458&wfr = spider&for=pc.

② 重庆查获假冒伪劣防护口罩 21 万个　涉案金额五百余万元.（2020 - 02 - 10）．https：//baijiahao. baidu. com/s? id = 1658131300321018912&wfr = spider&for=pc.

③ 执法现场曝光！四川内江查获 50 余万个三无口罩．（2020 - 02 - 06）. http：//news. sina. com. cn/s/2020 - 02 - 06/doc-iimxxste9210714. shtml.

售假冒伪劣防护用品和药品的行为，仍然存在一定的制约因素，如大部分防护用品和药品都属于药品监管部门监管职责的范畴，但在机构改革后，药品监管部门只设到省一级，省级以下则由地方的市场监督管理局负责履行职责，但省级以下的市场监管部门在内设机构上往往只有 1～2 个相关的科室与药品医疗器械监管有关，在整个市场监管工作体系中处于相对比较弱势的地位。在监管实践中，市级市场监管部门经常面临省级市场监管部门和药品监管部门的双重指挥而导致重复工作。而在乡镇街道基层监管所，专门负责药品和医疗器械监管的工作人员更是十分有限，而药品和医疗器械执法的专业性相对比较强，例如口罩又可以细分为医疗器械、特种劳动防护用品、日常防护三类，分别需要不同部门颁发的许可证或检验检测报告，导致一些地方基层监管人员对假冒伪劣防护产品和药品的识别能力不足，执法力度不够。同时，为了提升执法的效率，往往需要市场监管部门和公安部门联合执法，而一些地方的市场监管部门与公安部门在案件移送标准、合作机制、线索共享等方面仍然存在沟通协作不够顺畅的地方。此外，假冒伪劣防护用品和药品的生产销售具有非常强的跨区域特点，各地市场监管部门的信息共享和合作执法机制有待提升。最后，假冒伪劣产品的网络销售规模日益巨大，交易量大、隐蔽性强、信息不对称，光靠基层市场监管这支"野战军"队伍很难完全胜任。

基于以上问题，建议省级政府能够协调好本级市场监管局和药品监管局在防护用品质量监管方面的分工，避免对市级市场监管部门的多头指挥和重复任务布置。省级以下市场监督管理局能够通过本机构的疫情防控领导小组充分整合本系统资源，在疫情防控阶段能够将查处假冒伪劣产品作为首要工作来开展，并主动与省级药品监管部门做好沟通协调工作，加强对乡镇街道基层监管所在查处与疫情相关的假冒伪劣产品工作方面的人员配备，加强对相关执法人员在药械监管方面的专业知识和法规培训。建立疫情防控期间市场监管与公安部门的密切联系机制，成立联合工作组，在案件移送标准、合作机制、线索共享方面加强沟通协作。国家市场监管总局应从全国角度统一强化不同区域在打击假冒伪劣产品方面的合作机制，特别是重特大案件的线索共享和联合执法。市场监管部门应加强与网络交易第三方平台的合作机制，要求第三方平台公司对防护用品类商品加强资质审查，利用算法技术来识别疑似销售假冒伪劣商品行为，设置有奖举报制度，发动社会力量，借助大数据技术来提升监管效度。

四、保障重要民生商品价格稳定

在社会主义市场经济条件下，市场机制在资源配置中起决定作用，超过97%的商品和服务类产品的价格都属于市场调节价，只有3%左右属于政府定价和政府指导价，但这并不意味着政府对价格这块完全放任不管，也不等于企业或经营者可以任意定价、随意定价，尤其是在涉及民生保障的重要产品价格制定上，应尊重市场经济规律，以合理利润为基础制定价格。政府对于市场调节价格仍需扮演一定的监管角色，而这一物价监管职能在 2018 年机构改革之后从国家发展改革委转移到了国家市场监督管理总局，成为市场监管部门的一项重要职能。

此次疫情的暴发，给我国的居民消费价格指数（CPI）带来了不小的增长压力。1 月份我国居民消费价格指数上涨 5.4％，其中，食品价格上涨 20.6％，非食品价格上涨 1.6％；消费品价格上涨 7.7％，服务价格上涨 1.5％[1]，涨幅超过预期。这种结果当然是市场供求规律波动的结果，属于正常现象，但也存在一些经营者趁机哄抬物价的违法行为，例如大连市发现有药店将产地为南昌的一次性口罩（10 只/袋）销售价格从 15 元/袋上涨到 85 元/袋进行销售[2]；海南省文昌市发现有药店借疫情将口罩提价幅度设置为 50％～433％，购销差额由 1.8 倍提高至 22.6 倍[3]，河北省廊坊市查处了超市售卖天价蔬菜[4]。这些违法行为都明显违反了《价格法》相关内

---

① 统计局：1 月份 CPI 同比上涨 5.4％ 环比上涨 1.4％．（2020 - 02 - 10）. http：//finance. people. com. cn/n1/2020/0210/c1004 - 31579407. html.

② 辽宁省大连市市场监管局维护市场经济秩序 加大打击处罚力度．（2020 - 01 -29）. http：//www. cqn. com. cn/zj/content/2020 - 01/29/content _ 8086339. htm.

③ 海南省立案查处疫情防控价格违法案件 61 宗．（2020 - 02 - 07）. ht-tp：//www. hainan. gov. cn/hainan/tingju/202002/22d28c76a6bd4a28a711ffb54206 d71f. shtml.

④ 姜虹．疫情时哄抬蔬菜价格该罚．中华工商时报，2020 - 02 - 07.

容，既不利于疫情防控期间的社会稳定，也人为助长了社会公众的恐慌情绪。

然而，市场监管部门在履行价格监管执法职能时，也面临一些瓶颈性的制约因素，例如由于《价格法》修改不及时，执法主体仍然为"价格主管部门"，机构改革后价格主管部门都并入了市场监管部门，执法主体明显不一致，存在执法主体的法律风险。一些具体的价格法律法规政策执行存在问题，包括违法所得计算、处罚当事人、违法情节轻重等都存在不够清晰的地方。此外，市场监督管理局成立后，原来的价格收费政策制定与价格行政执法不属于同一部门后，部门间的协调有待开展与加强①。同时政府对基于成本的价格信息掌握越来越不对称，价格违法行为越来越隐蔽，网络电商违法的比例迅速上升，极大地增加了价格监管执法的难度。

有鉴于此，为了更好地推动市场监管部门在疫情防控期间做好重点民生商品的价格监管，建议制定疫情防控期间重点民生商品物价监管的清单，并依照其重要程度和涨价的程度来进行分类分级监管。加快《价格法》的修订，或者临时出台相关法律性文件，以便为市场监管部门开展价格监管提供合法性依据。推行"双随机、一公开"改革举措，提升价格监管执法的公平性与公开性。加强价格监管部门与行业协

---

① 王海红. 浅议当前价格行政执法工作存在的问题及努力方向. 中国价格监管与反垄断，2019（9）：60 - 61.

会、商会的监督联动机制，成立企业价格自律联盟，发挥社会组织的行业自律作用。推动网购第三方平台实施价格自律审查机制，保障网购第三方平台履行企业社会责任。实行价格违法有奖举报机制，推行价格违法黑名单制度，运用社会和信息公开手段来保障疫情防控期间重要民生商品的价格相对平稳。

第十一章

完善公共卫生文化治理机制

抗击新冠肺炎疫情既显现了我国治理体系和治理能力上的优势，又暴露了一些问题。无论是优势还是问题，事件和行为的背后往往都体现了文化问题。一方面，抗击疫情彰显了主流文化的力量，比如众多"逆行者"的身上不仅体现了职业价值和职业伦理，更体现了中华民族众志成城救灾、舍身成仁赴难的文化传统。文化工作者讲述了很多感人泪下的抗疫故事。另一方面，疫情及其应对也引发了对很多文化问题的反思。从个人层面讲，疫情暴露出来的用餐陋习、滥吃野味，反映的是基本饮食文化的问题；防控意识淡薄、卫生隐患认知缺乏、公共卫生基本素养不足，反映的是社会应急文

化的问题；危机期间发生的囤积居奇、对患者和对湖北人的
排斥、隐瞒个人情况，反映的是社会主义核心价值观的缺失。
从组织层面讲，武汉市和湖北省反应迟缓、应对失当，反映
的是地方政府治理中应急文化的薄弱。

　　文化治理是国家治理的重要组成部分，公共卫生文化治
理是公共卫生治理的重要内容。很多时候，存在于文化层面
的认识、认知和观念是指导人们具体行为的深层原因。公共
卫生文化治理对于预防传染病、抵御公共卫生危机，在危机
期间助力社会形成有序秩序等至关重要。但是，公共卫生文
化治理是一个比较新颖的概念，学术界和实践界对它还没有
进行充分讨论。本章试图结合此次疫情防控，就公共卫生文
化治理问题进行一些初步讨论。

一、公共卫生文化的主要维度

　　"文化"是一个外延较广、内容丰富的概念。广义上，文
化指"人类在社会历史实践过程中创造的物质财富和精神财
富的总和"①。狭义上，文化专指精神文化，是一个"复合整
体，包括知识、信仰、艺术、道德、法律、习俗以及作为一
个社会成员的人所习得的其他一切能力和习惯"②，是"共同

---

① 曾小华. 文化定义现象述论. 中共杭州市委党校学报，2003 (5)：54 - 60.
② 泰勒. 原始文化. 杭州：浙江人民出版社，1988：1.

生活的人群在长期的历史当中逐渐形成并高度认同的民族经验，包括政治、文化、意识形态、价值观念、伦理准则、社会理想、生活习惯、各种制度等"①。本章采用狭义概念。

公共卫生治理的主要任务包括对重大疾病特别是传染病的预防、监控、医治，对食品、药品、公共卫生环境的监督、处置、宣传、教育等。从主体来看，在这些任务中至少涉及三种文化治理问题。第一种是人民群众的文化观念和文化习惯，包括与疫情应急直接相关的，也包括与疫情产生间接相关的，比如有关传染病等重大疾病、食品、药品及公共卫生环境的认识、价值观念、社会思想、生活习惯等。第二种是政府部门跟突发公共卫生事件相关的组织文化，既包括卫生应急部门和应急管理部门的职业文化，也包括整个政府系统的应急文化。第三种是文化部门对公共卫生文化的治理，既包括在日常状态下的宣传教育，也包括在危机过程中的舆情监督与引导。篇幅所限，本部分主要讨论第一种。

（一）健康生活观念和习惯

健康的生活观念——饮食观念、生活习惯，是建构良好公共卫生文化的基础。人们在日常生活中经常强调"病从口入"，但是传统习俗、饮食理念和一些社会观念使得人们不能有效地将一些行为举止与潜在的公共卫生问题相联系。与

---

① 费孝通. 中国文化的重建. 上海：华东师范大学出版社，2014：4.

2003 年 SARS 类似，此次新冠肺炎疫情大概率将源头定位在
野生动物。根据既有研究，新冠病毒的序列与从蝙蝠身上提
取的冠状病毒序列相似性达 96％。十余年前的 SARS 让人们
意识到食用野生动物的可能性危险，但此次新冠肺炎疫情的
重蹈覆辙说明人们对食用野生动物的危险还没有产生足够重
视。如何从公共卫生文化治理的角度，反思进而纠正传统生
活习惯中不健康的部分，是一个需要重视的议题。

　　当然，改变社会的"高危"饮食和生活习惯非常困难，
因为它是历史形成的观念和习惯，又受到现有社会心理的容
忍甚至追捧。比如，我国大部分地区都有食用野生动物的风
俗习惯，尝禁脔、吃新奇、饱"口福"是很多人的普遍心
态①。由于古代大部分地区自然环境恶劣，农耕不足以满足饮
食需求，广东等岭南地区具备丰富的野生动物资源，吃野味
自古沿袭进入人们饮食文化的基因②。也有不少人错误地认为
野生动物不仅营养价值高，而且有特殊食补疗效，"龟蛇延
寿""羚羊壮骨""猴脑益智"等民间词汇传递了类似的观念。
同时，攀比、炫富的社会观念也一定程度上助长了吃野味的
风气。在很多人看来，野味意味着稀少、珍贵，这成为一种
价值符号，具备鲜明的象征意义。野味价格高昂，甚至可以

　　① 阮向东，高明福. 滥食野生动物之立法思考. 林业资源管理，2014 (3)：
7-10, 32.
　　② 郑风田，孙瑾. 我国部分地区嗜食野生动物的成因探析. 消费经济，
2005 (5)：82-86.

区分社会阶层，是尊贵社会身份的体现。随着生活水平提高，高收入阶层不仅在营商价值上追求野味，更将野味当作满足虚荣心、向他人炫耀的工具，引发社会不正常的攀比心态。

又比如，此次疫情中，为数不少的病例通过朋友聚餐、家庭内部共食传染。患者唾液通过餐具、菜汁将病毒传染给共食者。虽然很多人理解唾液是疫病传播的重要渠道之一，不少公务、商务或者正式餐叙场合实行分餐制，但是在更多用餐场合，亲朋聚会特别是家庭用餐，基本不采用分餐制。共盘饮食是中国人长期以来的家庭饮食习惯，"一个盘子里吃饭显得亲近"，但是它给以家庭为单位的防疫工作带来巨大挑战。

与公共卫生要求相左的传统观念和习惯，是否需要改变？如果需要改变的话，就需要全社会共同参与，但是仅仅依靠社会成员的自觉自律是远远不够的，需要公共治理者制定并采用有效的治理机制和政策工具，逐渐调整和转变人们的思想观念和行为方式。比如，对于食用野生动物的行为，我国尚未明确出台有关的法律规范，这不利于改变吃野味的习惯。野生动物所含的蛋白质、脂肪及其他营养成分与家禽家畜并无二致，满足人们的营养需求并不需要刻意寻找珍稀野生动物进补。但是，在很多此种观念兴盛的地区，公共治理角色缺位，不少地方监管机构存在"睁一只眼闭一只眼"的现象。吃野味炫富绝不能成为一种社会风气和价值取向。

（二）公共卫生认知

公共卫生文化治理需要普及必要的科学知识，提高社会的科学认知水平，包括对一般性传染病的基本知识、预防手段、基本医学常识、基础药品的必要认知等。比如，要普及对基本传染源的认知。人类社会的各个发展阶段都在与重大疾病，特别是传染病进行斗争，而人类社会的成长史也是与传染病斗争取得重大进展的历史。随着医学进步，很多曾经令人谈之色变的传染病已经可以通过疫苗进行有效预防。但无论是 SARS 还是新冠病毒都说明传染病病毒在时刻变异，作为"病毒猎手"的科学家需要不断与新病毒做斗争。公共治理者需要从历史中总结经验。很多传染病的源头是动物特别是野生动物，比如中世纪曾经横行欧洲的"黑死病"是鼠疫，1918 年的西班牙流感来自猪，还有近期来自禽类的禽流感。对于未知的可能疫情，需要公共治理者增加社会对可能性病源的认知。此次新冠病毒的宿主大概率是蝙蝠，食用蝙蝠的人是高危感染人群。除了吃野味猎奇、炫富之外，可能很多人并不清楚蝙蝠由于具备特殊的免疫系统，可以携带病毒而不受病毒侵害，因而成为很多病毒的天然宿主。

公共卫生认知还包括一些与传染病相关的科学知识。公共卫生危机暴发后，政府、媒体、专家经常会公布与危机走向相关的公共卫生概念或专业知识，但是对于缺乏专业背景的普通公众来说可能难以在短时间内准确理解。特别是对于最新研究进展,有可能科学研究显示的结果只是一种可能性前景,或进一步研究的方向,如果宣传不到位,则可能给社会带来偏颇的认知。过于绝对的说法、不充分的解释都可能将处于恐慌和焦虑情绪中的公众引入歧途。疫情防控期间,研究显示中药双黄连对病毒有抑制作用。消息一出,双黄连在很多地方脱销。普通公众很难分清"抑制"一词的准确含义及其与"预防""治疗"的区别,加之对病毒存在恐慌情绪,对双黄连出现了恶性抢购。

公共卫生认知还包括公共卫生应急的意识和知识。与我国长期形成的重救援、轻预防的应急管理文化相关,公众的防灾应急意识普遍不强,警觉意识不高。李文亮等8位公民受到"传谣"训诫,政府、媒体和公众在初期把警示当成谣言,都说明我们的警觉意识不够。对于公共卫生疫情防控而言,宁可信其有,不可信其无。同时,很多人缺乏基本的应急知识,对口罩的原理不清楚,不愿戴口罩,甚至不会戴口罩。疫情防控期间爆出有医院曾经要求医生护士不戴口罩与病人进行交流。湖北的官员在新闻发布会上或者不戴口罩,或者不懂戴口罩的正确方式,突出反映了应急知识的缺乏。从某种意义上讲,很多人对于公共卫生疫情有一种等靠政府的被动态度,没有认识到疫情防控期间首先应该是自救和互救,然后才是政府救援。

（三）价值观与公共精神

价值观和公共精神是良好公共卫生秩序的基础，是塑造现代社会和国家治理的重要环节。一个缺乏核心价值观和公共精神的社会很难形成健康有序的公共秩序，而在公共卫生危机期间，有序的公共秩序极为重要。此次疫情应对体现出的价值观和公共精神，主流是积极向上的，从个人层面讲，很好地体现了社会主义核心价值观中的爱国、敬业、诚信、友善。广大医护人员坚守岗位，勇于"逆行"，体现了高度的敬业精神和职业价值。海内外的捐赠，社区居民的互助，四面八方对湖北的支援，都体现了高度的友善情怀和推己及人的美德。

当然，疫情防控期间也出现了一些背离社会主义核心价值观的行为和现象。公共卫生危机期间对社会的公共秩序有特殊要求，比如严控聚众活动。但是当全国范围进入严阵以待、抗击疫情的阶段，仍有报道显示有民众参与聚餐集体感染。比如，"宁波一次祈福聚餐致 25 人确诊"，"山东发现聚集性疫情 60 起"，"福建晋江男子多次参加民俗宴席致 4 000 余人被隔离"，等等。聚集性活动作为文化公共体的日常生活偏好本身无可厚非，但在公共卫生危机期间，特别是面对传染病疫情，参加此类活动给自己和其他人都会带来风险，给疫情防控工作带来压力。此外，有不少隐瞒湖北经历或者接触历史的案例发生，结果感染他人，甚至大面积感染，这背离了"诚信"的价值。也有不法商户，或者趁机乱涨价，发国难财，或者销售假冒伪劣商品，以次充好，既不诚信也不守法。有的地方拒绝湖北人进入，拒绝湖北车辆通行，既没有体现"友善"，也侵害了公民权利。有的地方"硬核"隔离，甚至不合理地限制人身自由，也背离了"自由""公正""法治"的要求。

公共精神是公共性的一种体现，强调"人人为我、我为人人"。每个社会成员都是集体中平等的一员，享有和其他成员一样的权利，也需要承担同等的义务。具体到个体行为，个体需要在公共场域让渡行为偏好和利益于集体利益。如果社会中不存在公共精神，每人都各行其是，就会出现公共场域的"丛林世界"，对公共秩序带来极大损害。疫情中，在许多地方，甚至在武汉，都有很多居民积极参与志愿活动，体现了很高的公共服务精神。不过，也有一些人在风险面前自私自利，不顾他人。例如新冠肺炎疫情防控期间，多地要求市民进入公共场所必须佩戴口罩，但仍有市民拒绝佩戴。

二、多元共治的公共卫生文化治理机制

公共卫生文化治理涉及社会的方方面面，需要多元共治。参与公共卫生文化治理的主体不仅包括公共部门，还包括企业、非营利组织、媒体等各种性质的机构和个人，是一场全社会共同参与的治理行动。政府应在政策制定、执行和监管

层面规范并推动社会公共卫生文化行为规范和价值的建立。牵头部门协同多部门主导公共卫生文化治理体系、建立健全相关法律法规、出台并动态更新政策文件、规范各级政府的公共卫生文化监管、将公共卫生文化系统部署到各类教育体系进行引导宣传，推动社会整体对公共卫生价值的认同和集体身份建构。

企业是公共卫生相关产业的从业者，对社会实际消费行为以及由消费行为塑造的公共卫生文化有重要的引导作用。从供需关系上看，治理可能带来公共卫生危机的市场交易行为，不仅要从需求方着手，同样需要从供给方进行源头治理。比如，各地生鲜市场如果禁绝售卖野生动物，则可以最大限度地降低食用风险。虽然政府规制是有力手段，但企业的市场行为，特别是引导公共卫生文化的行为更多要靠大多数企业在认同公共卫生价值基础上的自主行为。比如，餐饮行业在店内实行分餐制或主动提供"公筷母勺"，协助社会在公共场合逐渐养成分餐习惯等，通过市场行为引导公众行为，从而沉淀为饮食习惯和饮食文化。

社会组织在公共卫生文化治理上有更广阔的参与空间。在行政力量有限的前提下，弥散在社会中的大量社会组织、社会工作者可以深度感知并参与公共卫生文化建设和服务。相对于零散的志愿者力量，专业社会组织具有组织架构完整、业务能力专精、动员能力较强、团队成员力量稳定等优势。相对于自上而下的行政力量，社会组织的工作方式更加灵活，渗透性强，有能力第一时间深入社区、乡村进行需求感知、动态发现。新冠肺炎疫情防控期间，社会组织和社会工作者在各方面发挥了积极作用，但同时也凸显了专业组织和社工整体力量上的不足。

媒体承担着重要的公共卫生文化宣传和舆论导向的作用。信息时代，媒体形式逐渐多元化，各式新媒体和自媒体平台，每时每刻都在快速传播信息。微信、微博、抖音等平台的低廉的传播成本、秒级传播速度、海量级的传播主体都是传统媒体无法企及的。其无论对于公共卫生文化的日常引导，还是对于疫情防控期间的认知导向都发挥着重要作用。需要充分利用新媒体的传播优势助力公共卫生文化宣传工作，同时避免偏颇或偏激的、可能在社会范围迅速造成负面影响和长远影响的言论，规范科学言论的舆论导向，构建健康的公共卫生文化舆论氛围。

三、完善公共卫生文化治理的政策建议

公共卫生文化治理主要在于纠正人们的生活习惯、卫生观念，并普及必要的科学知识，这些工作并非短期可以奏效，需要建立全面系统的制度和政策体系，形成持续的治理过程。基于新冠肺炎疫情反映的主要问题，特提出以下政策建议：

（一）弘扬社会主义核心价值观

十九届四中全会《决定》要求"坚持以社会主义核心价值观引领文化建设"，"弘扬民族精神和时代精神"，"实施公民道德建设工程"。此次疫情应对中涌现了大批感人事迹，有火线提拔的基层干部，有直面风险的医护人员，有默默奉献的志愿者，等等，他们是社会主义核心价值观、民族精神、时代精神的最佳体现。各级政府和相关组织应当在抗疫斗争胜利后大力表彰和宣传这些典型和模范，宣传和教育部门应当通过抗疫案例来阐释和宣讲社会主义核心价值观。疫情之后一定会有关于突发公共卫生事件应急管理的培训，在培训工作中也要融入社会主义核心价值观。对疫情中出现的一些背离社会主义核心价值观的事例，也要加以检讨和反思，以起到警示或者启示作用。

弘扬社会主义核心价值观不仅仅是针对公民的个人行为，也应该针对包括卫生应急管理部门在内的各级政府组织及其领导干部。在社会层面，社会主义核心价值观强调"自由、平等、公正、法治"，怎样在疫情防控中体现这八个字？2003年以来，"以人为本，尊重生命"已经逐渐融入我国的应急文化，但是在疫情防控中怎么处理好秩序与自由的关系？怎么处理好平等与轻重缓急的关系？怎么处理好法治与情理的关系？在此次疫情防控中都有相关的案例可以检视。只有把这些问题想明白了，我们的领导干部才能更好地不忘初心，在下一次疫情来临的时候能够做到令人民满意。

（二）完善公共卫生文化法律法规政策体系

从禁食野生动物着手，逐渐构建并完善我国公共卫生文化法律体系。要针对禁止食用野生动物立法，将相关内容纳入《野生动物保护法》。现有相关规定比较宽泛、模糊。除了在保护野生动物的视角上禁食，还要从公共卫生防疫的视角上对禁食野生动物做出明确要求，特别是对已经有科学研究显示为多种病毒天然宿主的野生动物，要更加提高重视程度。在有法可依的基础上，要严格执法，改变对食用野生动物较多处于默许态度的现状。同时，持续更新野生动物名录，确保内容有效、更新及时，给执法和社会查询提供有效参考。

此外，要完善与公共卫生相关的政策体系，出台并持续更新规范公共卫生领域相关产业的政策，引导鼓励相关行业标准、团体标准、企业标准的制定，鼓励公共卫生相关领域龙头企业制定并实行高于地方标准的企业标准。出台鼓励政策，发挥行业协会的积极作用，引导公共饮食场所，如饭店会所实行分餐制或将提供公筷作为"规定动作"，在社会上逐渐形成良好的饮食习惯。

（三）建立系统的公共卫生文化教育宣传体系

首先，将公共卫生文化纳入各级教育体系，实现教育领域的全覆盖，包括学前教育、义务教育、高中教育、高等教育、继续教育和家庭教育。要通过持续的引导和宣传树立公德心和遵循公共秩序的基本意识。特别需要重视养成教育的重点阶段，即学前和小学教育。加强教育系统与家庭之间的良性互动，既汲取家庭的良好习惯做法，又通过孩子反哺家长教育。针对不同教育阶段的参与对象，有针对性地设计课程内容、实践活动，并在继续教育阶段推行公共卫生文化嵌入式教育。

其次，构建公共卫生文化的官方宣传体系。要坚持"正面宣传为主，唱响主旋律、弘扬正能量"。要集合平台优势，善于利用新一代信息技术，通过短视频、动漫、3D等公众喜闻乐见的形式宣传普及健康的公共卫生价值观念、生活方式、科学常识等，提高主流媒体的传播力、引导力、影响力、公信力。要整合社会力量，包括社会上公信力较高的微信公众号，协作推动社会形成良好公共卫生文化氛围。

再次，建立公共卫生危机期间的应急科普机制。针对危机期间出现的新信息、新成果，及时向公众普及公共卫生相关科学知识，引导专家、媒体注意公共言论的严谨性和完整性，在对公共舆论的引导上避免发表极端、绝对的观点，引导公众理性思考。要建立权威科学家的网络，在危机期间及时邀请他们为科普发声，帮助公众准确认识疫情发展态势。

最后，完善公共卫生危机期间的舆情引导和监督机制。十九届四中全会《决定》要求"完善舆论监督制度，健全重大舆情和突发事件舆论引导机制"，包括"全面提高网络治理能力，营造清朗的网络空间"。应当借此次疫情的机会窗口，完善相关的引导和监督机制。在引导方面，要建立预判、引导、处置全流程的机制，一旦新疫情发生，要保障在舆情发酵前第一时间跟踪和发布相关信息，要建立与卫生、应急、公安、消防、教育等部门的密切联系，保证及时获得其他媒体难以获得的一手信息。在监督方面，要厘清责任，明确谁来管、怎么管；要重视监测技术的发展，积极运用大数据和人工智能技术等。

（四）构建公共卫生文化基层服务体系

首先，建立以社区和乡村为单位的末端服务机制。分别针对城市和乡村地区不同的既有生活习惯、习俗，制定不同的宣传策略，培养健康的公共行为方式、生活习惯、饮食习惯。可探索针对多种群体的多元化管理模式，定期组织以公共卫生文化为主题的社区和村落互动，通过面对面的实际互动，从行为层面点滴引导和向公众传播公共卫生习惯和观念。

其次，引入社会组织和社工力量参与基层公共卫生文化服务工作。孵化培训相关社会组织服务项目，并持续投入项目支持，形成良性循环。培育与社会组织和社工服务团队长期的合作关系，形成居民熟悉的稳定团队力量。

再次，引入重点人群治理机制。按照紧急程度，建立公共卫生文化治理的风险分级体系，侧重将治理资源向重点人群倾斜。比如，老年人公共卫生知识水平相对较低，健康程度相对较差，免疫力相对较弱，是公共卫生危机管理的重点人群。有调查表明，不同年龄组人群传染病健康素养水平存在明显差异，其中 65～69 岁年龄组最低[①]。因此，可特别加强在高年龄组人群，特别是 60 岁以上的老年人群中宣传传染病防治知识。

---

① 黄相刚，李长宁，李英华，等. 中国居民传染病防治素养水平及其影响因素分析. 中国健康教育，2015（2）：112 - 115.

| 第十二章 |

完善公共卫生治理的国际合作机制

　　2019 年底暴发的新冠肺炎疫情迅速蔓延，世界卫生组织在 2020 年 1 月 30 日宣布疫情构成国际关注的突发公共卫生事件（PHEIC）。尽管世界卫生组织不赞成甚至反对对中国采取旅行或贸易禁令，截至 2020 年 2 月 7 日，仍有全球 102 个国家和地区对持中国大陆护照的人员做出了出入境方面的管制措施。全球多家航空公司也暂停了中国航线。而与此同时，国际社会也对中国的抗击疫情的行动给予了支持，到 2 月 5 日，全球 22 个国家的政府，上百家企业和非政府组织给予了中国实际的物质支持与帮助。

　　疫情之下，寰球同此凉热。突发公共卫生事件不是一国一地一城的问题，其辐射力关乎区域与全球。在全球化已经成为现实的今天，便捷快速的交通系统、频繁的人口流动与贸易往来极大地增加了传染性疾病传播的能力与速度。尽管地理距离相隔千里，但任何人与传染性疾病的距离只有一架航班。因此，一地的传染病在数月甚至数天内就可以轻易地突破主权国家的边界传遍全球；也没有任何一个国家单凭一己之力便可保证其自身的公共卫生安全不受他国的影响。20 世纪以来，全球性的公共卫生危机不断暴发，艾滋病、禽流感、寨卡、埃博拉、"非典"，以及此次的新冠肺炎都在其列。面对这些问题，也随着国与国之间不断加深的相互依赖，全球卫生治理这一议题被推上了议程。

目前全球公共卫生领域大致形成了以联合国和世界卫生组织为重要主体、以《国际卫生条例》《烟草控制框架公约》等为基本政策的治理体系。无疑，中国也是全球卫生治理的一个重要参与者，且近几年中国的参与越发深入和积极。2016 年中国与世界卫生组织签署发布了《中国—世界卫生组织国家合作战略（2016—2020）》，确定了在卫生政策规划、技术、人力资源等领域的合作。2017 年中国又同世界卫生组织签署了一系列关于"一带一路"卫生领域合作的备忘录与计划。目前，国家卫生健康委员会和中国疾病预防控制中心都有专门的机构负责公共卫生事务的国际合作。

新冠肺炎疫情迫使我们对公共卫生治理进行审视与反思。当疾病跨界传播的风险愈来愈高，我国在全球治理中所承担的责任愈来愈重大的时候，我国公共卫生治理的国际合作机制也要做出相应的完善与变革。

一、公共卫生领域的国际合作要坚持"人类命运共同体"的理念

当今的世界面临着百年未有之大变局。政治多元化、经济全球化、文化多样化的潮流不可避免。各国在联系与依存日益加深的同时，也面临着很多共同的挑战：它们超越了国家的界限并关系到全人类的生存与发展，如资源的耗散与能源的枯竭、气候变暖、粮食安全、网络安全、国际恐怖主义的泛滥等，也包括当下在中国大地乃至全球正在持续的危机——疫情的大面积扩散。这些挑战汹涌而来，无论人们身处何种地方、依附何种政治与社会环境、隶属哪个党派或组织、拥有什么信仰，都无法逃开。这意味着，人类实际上已经处在一个命运共同体之中了。

党的十八大报告中就明确提出"要倡导人类命运共同体意识，在追求本国利益时兼顾他国合理关切"。2015 年，习近平在联合国总部发表讲话，强调各国"相互依存、休戚与共"，进一步向国际社会传递了"人类命运共同体"的理念。当前，这一理念已经成为我国处理国际事务的准则；在应对公共卫生问题时，也应该坚持这一理念。

坚持"人类命运共同体"理念并以此来指导公共卫生领

域的国际合作，要认识到以下三点：第一，"人类命运共同体"强调"人"，这意味着在公共卫生治理中，要把人放在第一位。正如《世界卫生组织组织法》中所提："享受最高而能获致之健康标准，为人人基本权利之一。"健康是最基本的人权之一。第二，"人类命运共同体"强调了"共同体"的意识和价值。在公共卫生领域尤其如此。传染性疾病是人类共同的敌人，这一点"不因种族、宗教、政治信仰、经济或社会情境各异，而分轩轾"。第三，传染性疾病具有极大的外部性，当某个人感染传染性疾病时，他也会给其他人的健康带来影响。正如此次新冠肺炎疫情，已经蔓延到了世界上的多个国家和地区。因此维护人类健康、对抗疫病的努力也具有公共性。从这个意义上看，全球公共卫生是一项公共产品。基于此，在公共卫生治理中，更应坚持人类命运共同体的原则，积极开展国际合作，为己，也为人。

二、公共卫生领域国际合作机制的两个认知转变

在我国发生公共卫生危机时，我们希望能获得更多的来自国际社会的支持与协助。但是，国际社会的行动具有"互惠性"。如果我们平日不积极加入公共卫生的国际合作，而在危机发生时却指望获得外部的支持——尽管这是可能发生的，但这并不符合国际领域的基本道义原则，不应是中国这样一个大国所为。因此，国际合作问题不仅仅是危机发生时要考虑的问题，它是一个细水长流、具有持续性的议题。特别是

随着我国国力的不断提升，我国与世界各国的来往越发密切，积极融入甚至引领全球卫生治理应当是我国公共卫生工作中不可或缺的一个部分。

但是，当前在我国进行公共卫生领域的国际合作时，需要改变两个认知。首先，参与公共卫生领域的国际合作，不仅仅是为他国提供援助，更是作为人类命运共同体一员的义务。其次，不应简单地把疫情的传播扩散当成卫生问题来看待，而应该将之放置于可持续发展的大框架之下考量。

（一）变"援助"为"义务"

一直以来，我国坚持国际道义，对全球公共卫生危机给予了援助。但是，这会带来一些问题：以援助者的身份自居，不能形成制度化的公共卫生国际合作机制；从援助的角度出发，也会忽略受援国的真实需求。

我国是世界卫生组织的创始国之一，在全球卫生治理体系中的身份也在不断地发生着变化。早先，在国内卫生医疗水平和经济发展水平都不高的年代中，中国曾经接受了来自国际卫生领域的援助[①]。十几年过去了，今天的中国已经成为全球公共卫生的援助者。中国向欠发达国家和地区捐赠药品

---

① 中国在健康与卫生领域的对外援助早在 20 世纪 50 年代就已经开始，事实上也从未中断。但当时"全球卫生"的概念尚不明晰。全球卫生（global health）这一概念是在 90 年代，随着全球化的深入和发展而在国际卫生领域的基础上逐步兴起的。国际卫生和全球卫生的概念有所不同，在此不做辨析与赘述，具体可参考 I. Kickbusch, G. Lister, European perspectives on global health: A policy glossary. Brussels: European Foundation Centre, 2006。

和医疗器械，援建医院等医疗设施，协助培养卫生技术人员和管理人员，提供紧急的医疗救援等。特别是 2012 年西非埃博拉疫情暴发之后，中国全力支持联合国、世界卫生组织和非洲联盟等国际组织抗击疫情。

中国在全球卫生合作领域所付出的努力自然应当被铭记，但在"人类命运共同体"的理念之下，参与全球卫生合作不能总是以"全球公共卫生的援助者"身份出现。"援助"往往带有人道主义的利他色彩，但参与全球卫生合作不仅仅是一个利他的道义选择，在很多时候是一个同舟共济、联防联控的要求与责任。面对重大传染病这个人类共同的敌人，哪怕疫情尚未在我们的国土上蔓延，我们也必须加入战斗。这不仅仅是一个国家对其他国家的援助，也是这个国家自身防疫努力的一部分。当疫情肆虐的时候，拯救他人就是拯救我们自己。因此，在人类命运共同体的理念之下，对包括中国在内的所有有能力参与全球卫生治理的国家而言，积极参与全球卫生治理应当是每一个国家的义务，无论是面对埃博拉病毒还是此次新冠肺炎疫情，抑或未来可能出现的其他瘟疫疾病。

在改变认识的同时，在具体实践上，要求我们进一步积极加入全球卫生治理，特别是要对其他地区的公共卫生危机给予快速、积极的响应；要以"合作伙伴"的形式进行工作，而不是以"捐助者"或"援助者"的身份。在宣传口径上也要注意，在公共卫生危机发生时，我国不能以"援助者"的身份自居——我国并非"援助非洲国家抵抗埃博拉病毒",而是"与非洲国家并肩抗击埃博拉病毒"。

同时,尽管公共卫生危机具有公共性,但其公共性的大小不同。换句话说,全球公共卫生危机对我国的风险程度是不同的。在资源有限的情况下,我们也无法成为救世主,深入所有危机现场进行合作。这要求我们针对全球各个地区编制其对我国的风险评估,对那些与我国疆域相连、交通频繁、商贸人员往来密切的国家和地区要做特别关注、重点合作。倘若瘟疫是敌人,那公共卫生的国际合作就是御敌于千里之外。

(二)变"医学问题"为"可持续发展"问题

就其本质而言,疾病的诊断与治疗是医学问题。长久以来,包括我国在内的世界各国也主要是在医学的专业范围内讨论瘟疫疾病。我国参与全球卫生治理的重要主体是医疗行政部门,如卫健委和疾控中心。这固然体现了公共卫生治理的专业性,但这样做也存在问题,难免"头痛医头、脚痛医脚"。局部的问题解决了,但真正的危机并未解除。从表面上看,公共卫生国际合作的成绩喜人,但真实的效果令人难以满意。解决这个问题要求我们在思考全球卫生治理时,不能仅仅把解决方案局限在医学领域内,要回归到其根源,即"可持续发展"问题上解决。

联合国发布了《2030年可持续发展议程》,其中与健康和卫生直接有关的指标只有"确保健康的生活方式，促进各年龄段人群的福祉"，但可持续发展议程所提及的大量领域，如减贫、粮食、性别平等、水和环境、现代能源、基础设施、经济和就业等都与卫生健康间接相关。传统上的流行病治理主要依靠疾病发现、监测预警和医疗救治等专业方法，这些手段固然能提高国家对疾病的应对能力，但它们无法有效地提升一个国家的总体健康和卫生治理水平。因此，在进行全球卫生合作时，要将其与可持续发展的总体目标和框架联系起来，要从医学专业视角转向经济社会全面发展视角，要将疾病的预防和治疗与消除贫困、环境保护等议题联系起来，为可持续发展做出贡献。

本次的肺炎病毒大概率来自野生动物。多位专家确认疫情的发生与野生动物的交易和食用有关。之前几次全球瘟疫的流行，如埃博拉病毒、塞卡病毒以及引发中东呼吸综合征和"非典"的冠状病毒也都和野生动物有关。显然，这些疾病与人类对生态环境的破坏、对自然的过度索取有关。这进一步要求我们在可持续发展的框架内反思瘟疫的暴发与流行。

在我国具体的政策实践上，可以考虑将公共卫生方面的合作与输出同我国整体的可持续发展议程相结合。在对外合作中，要注重体制机制建设，重新整合负责公共卫生对外合作的机构，做到由同一个机构规划、同一个机构派出。要将卫生治理的议程贯穿到所有政策领域。公共卫生国际合作要从强基础入手，重点在于改变发展的理念，让合作能切实地促进发展。在进行公共卫生国际合作时，把重点放在动员社区参与、提高受教育水平、进行人口普查、改善基本的民生诉求和基础设施建设、提供清洁的水和安全的食物等方面。这些工作远比建造昂贵的医院、捐赠尖端的设备更有效。

三、完善公共卫生治理中"预防"和"反应"时的国际合作机制

灾害暴发前后有预防、准备、反应和恢复四个阶段，全球公共卫生治理中最重要的两个环节是预防和反应。更直接地说：预防是日常时机，反应是危机时机。这两个不同的区间内，参与国际合作的目标、策略和重点均不形同。

（一）完善日常的公共卫生国际合作机制

本次新冠肺炎疫情的暴发，暴露出了日常全球公共卫生合作中的一些问题。首先，世界卫生组织的领导地位不足。世界卫生组织在 1 月中旬开会研究，不将新冠肺炎疫情列为 PHEIC，此举立刻引发了国际社会的批评。1 月 30 日，在压力之下，世界卫生组织的第二次会议将疫情列为 PHEIC，但反对对中国采取旅行或贸易禁令。很遗憾，这一呼吁并没有获得积极的响应。抛开这次疫情来看，世界卫生组织本身也有诸多问题。它主要依靠软法进行治理，出台的举措强制力不足，甚至有一些政策措施与某些现行的国际条约相悖。例

如，世界卫生组织的指南中要求信息共享，但《生物多样性条约》的协议书中又将部分生物信息列为国家主权的范畴。归根到底，世界卫生组织在全球公共卫生领域中的领导地位不高。其次，我们在公共卫生合作中只盯住世界卫生组织，对区域合作的关注不足，在区域问题的处理上比较被动。此次我国暴发的疫情，区域合作联盟（如金砖国家、上海合作组织等）除了发表声明表示同情和口头支持之外，没有任何实际的行动。

在公共卫生领域中，日常的终极目标就是预防，要尽自身所能将传染病发生的风险与后果均降到最低。针对这一目标，我们需要从以下几个方面进一步完善国际合作：

1. 治理主体

在治理主体上，进一步强化联合国和世界卫生组织在全球卫生治理中的核心领导作用，同时要肯定非政府组织在全球卫生合作中的重要作用。联合国和世界卫生组织是全球卫生治理最重要的主体。我国应当全力支持和参与以其为核心的全球公共卫生治理多边体系。特别是世界卫生组织，尽管近几年来它被诸多西方国家批评，但它仍然是全球唯一被公认的公共卫生领域的政府间组织，在全球公共卫生治理中有无可替代的作用。

具体来说，第一，中国应加强与联合国和世界卫生组织的合作，充分调动国内资源从财务上支持世界卫生组织（特别是在美国削减了对世界卫生组织的预算之后），向国际组织输送专业人才和管理人才，积极参与联合国和世界卫生组织的行动，在疫病防控、药品研发、人员培训等方面开展积极务实的合作。

第二，中国要尊重并模范地遵守世界卫生组织所出台的政策文件，如《全球卫生条例》《烟草控制框架公约》等，以自身的实际行动支持和拥护世界卫生组织，从而强化世界卫生组织的全球卫生治理的立法与执法能力。

第三，积极介入世界卫生组织的改革，支持世界卫生组织职能的扩张，通过改革提升世界卫生组织的公信力，也提升我国在全球卫生治理中的话语权。一直以来我国与世界卫生组织保持着非常良好的合作关系，在此次新冠肺炎疫情中，世界卫生组织也坚定地与中国人民站在一起。但必须认识到，近几年，世界卫生组织的公信力有所下降，饱受批判，其自身也面临着改革的难题。因此，我们要利用世界卫生组织改革的契机，积极介入，将我国针对全球公共卫生治理的议程嵌入世界卫生组织的议程。以当前的国力来看，中国有能力成为世界卫生组织有力的支持者。

第四，要意识到，在全球公共卫生治理中，非政府组织，特别是民间组织、慈善组织和专业组织，有非常重要的作用。这些组织相对规模小、行政成本低，在应对风险中反应更为迅速，同时在影响公共舆论、融资、创新等方面有独特的优势。例如，在埃博拉病毒刚开始流行时，是在非洲行动的非政府组织——"无国界医生"首先发出了警告。在此次新冠肺炎疫情的危机中也是如此，非政府组织在救助方面发挥了巨大的作用。包括各类华人华侨组织在内的民间组织、国际慈善组织如 Direct Relief、比尔及梅琳达·盖茨基金会等，为我国抗击肺炎疫情提供了大量的物资与资金支持。如果说与世界卫生组织的合作需要在"政治"的框架下推进，那么对于这类境外非政府组织，特别是专业组织，应该从"去政治化"的视角与其进行合作，不要动辄将所有境外非政府组织都与"政权颠覆""颜色革命"等联系起来。我国早已颁布了《境外非政府组织境内活动法》，对于这些组织的境内活动，依法管理即可。对专业的非政府组织，更要允许其在专业领域内活动，并尊重其专业的意见与建议。

2. 治理结构

在治理结构上，参与各种全球公共卫生行动网络与平台，推动多层次公共卫生治理合作。全球公共卫生治理有一个自上而下多层次的治理结构。它包括基于政治承诺与共识的高层机制，如 20 国集团、OECD 国家；包括能发挥协调和领导作用的平台，如世界卫生组织；包括在技术层面运作的各种专业网络；还包括进行具体政策实施的各国国内公共部门、私营部门和社会组织。相应地，我国也应在公共卫生治理结构中建立对应的结构，使不同层次的全球公共卫生合作能顺利对接并实施。国家总体战略对全球公共卫生问题形成统一的部署，专门部门对接世界卫生组织以及其他的政府间组织。这些机构之间以联席会议的形式形成协同机制。通过医疗行业的协会、学术组织等与国际的相应组织机构建立联系。

同时，加强区域公共卫生合作。我国已经将公共卫生合作的理念贯穿进了"一带一路"倡议中，这是积极的作为。同时，卫生合作的理念和举措也应该体现在所有的双边合作关系中。在进行全球卫生合作的同时，也要区分重点与层次，合理分配资源。与我国往来密切的社会经济发展相对落后的地区，在公共卫生方面往往蕴含着更大的风险，因此要继续充分利用现有的各类区域合作机制，将卫生合作嵌入其中，建立区域的预警与协作系统。针对我国当前的情况，区域卫生合作的重点应放在"一带一路"沿线国家、东盟国家以及正在谈判的中日韩自贸区。特别是"一带一路"沿线国家和东盟国家，中国应牵头建立有效的数据与信息共享平台，协助其进行医疗卫生基础设施的建设和医疗人才的培养，提高这些国家自身抵御公共卫生风险的能力。

3. 治理工具

在治理工具上，运用多样化的治理工具，推动全球公共卫生合作举措可操作、可持续。首先，要协调国际贸易规则，解决知识产权保护与全球公共卫生之间的矛盾。率先遵守并履行 2001 年 WTO 多哈会议通过的《关于 TRIPs 协定与公共健康的多哈宣言》，在必要时可以为了公众的健康放弃部分药品的知识产权，推动医疗技术和科学研究的共享。其次，与国际组织保持信息沟通的畅通，严格遵守世界卫生组织的急性传染病疫情预警体系的要求。最后，在加大对公共卫生领域资金投入的同时，对投入资金的结构进行合理调整。目前国际社会对于艾滋病和结核病的研发资源投入较多，但对一些新型疾病（包括此次新型冠状病毒肺炎）的投入经费相对较少。我国可以对此进行调整，将资金投入到那些死亡率较高但社会关注较少的疾病中，保证资金投入合理公正。

（二）完善危机下的公共卫生国际合作机制

我国从 2019 年底就出现了新冠肺炎的病情，在初期没有得到高度关注与控制，导致疫情在 2020 年初全面暴发。自疫情暴发以来，国际合作领域也出现了一些问题。首先，信息沟通不充分不准确。从 1 月 3 日开始，我国在一个月内向世界卫生组织和美国通报了共 30 次疫情信息和防控措施。但是，由于疫情复杂，这些前期的信息是否完整准确，现在不得而知。其次，在关键的国际合作过程仍有阻滞。从 1 月 29 日开始，卫健委通过官方渠道，欢迎美国加入世界卫生组织联合专家组（通常由 11～15 人组成）；1 月 31 日美方也通过官方渠道告知中国，已联系世界卫生组织总部，提交了美方参加世界卫生组织联合专家组的名单。但直到 2 月 15 日，世界卫生组织联合专家组还未成行。世界卫生组织仅在 2 月 11 日派出了一支由 3 人组成的先遣团队（由加拿大籍的世界卫生组织官员 Bruce Aylward 为领队），这支先遣团队中没有美国国籍人士。最后，尽管国内外的主流舆论保持相对克制，但不和谐之音随处可见。我国部分自媒体炒作"阴谋论"，认为美国是此次疫情的策划者；美国部分媒体大肆渲染中国是"sick man of Asia"（亚洲病人）；在不少地方都出现了针对华人的歧视。

当传染病暴发而引发公共卫生危机时，治理直接指向一个终极目标：切断疾病的传播。只有切断传播，才能防止疫情扩散，才能取得抗击疫情的胜利。但在这个终极目标之下，还有稳定社会秩序等次生目标。国际合作也要在这些目标之下分层次展开，包括核心措施、辅助措施和外围措施。

在公共卫生危机暴发时，国际合作最重要的核心措施就是保持信息的通报与共享。只有及时准确地获得信息，才能令国际社会准确地评估风险，确定应对之道，也能通过专业手段研发药物，找到治疗途径进而减弱瘟疫传播的风险。这一措施适用于任何经历公共卫生危机的国家和地区。首先，根据《国际卫生条例》的要求，明确应对危机的原则和负责部门，确定世界卫生组织所指定的联络点，并配合世界卫生组织工作。其次，对疫情的发生和发展情况进行评估、通报，及时准确地向国际社会提供所有相关的公共卫生信息，以便于回应国际关切，争取国际社会的理解与支持，使国际社会做出准确得当的评估。埃博拉病毒暴发的教训表明，在危机发生时仅仅向世界卫生组织汇总信息是不够的。最后，对世界卫生组织的专业人员提供协助进行实地考察。实地考察与信息披露不同。基于自身的各种原因，有些处于公共卫生危机中的国家或地区可能不愿向某些国家开放实地考察。针对这一问题，各国需要在公共危机和国家（生化）安全之间做出平衡，在国际义务与本国主权之间做出平衡。要在国际组织的协调下做出决策，要尊重受访地本国的意愿与主权。需要注意的是：不能以公共卫生危机为借口，对他国的内政进行干涉。在这一底线原则之上，也要各方共同努力，减少程序性的执行阻滞。

公共危机时国际合作的辅助机制主要涉及交通、出入境管控和物资运输与进出口。首先，在传染病暴发时，有必要减少跨国交通，但完全切断跨国交通是不可取的。完全切断国际交通中断交流，会使疫情暴发地处于孤岛状态，更难以通过有效的国际协调来缓解危机。完全切断国际交通会出现一个悖论，即积极抗疫、主动合作、完整披露信息的国家反而被"惩罚"。这样做显然不利于鼓励信息公开，也不利于疾病的防控。在这次新冠肺炎疫情中，当外航纷纷中断中国航线时，我国几家国家控股的航空公司坚持运营几条重要的中美、中欧航线，这对抗击疫情、对信心的恢复与重建，有积极意义。其次，公共卫生危机暴发时，应根据实际情况进行合理、灵活、人性化的出入境管控，但注意不要有过激反应。在加强签证和入境审查的同时，可以考虑为抗击疫情开辟绿色通道，特事特办。最后，在货物的国际输运方面，要按照《国际卫生条例》的要求做好卫生检疫，同时对与救治直接相关的货物给予便捷和迅速的通关。

最后需要提出的是，在公共卫生危机发生时，紧密的国际合作有利于抗击疫情。因此，为了保护、支持并促进国际合作，还需要一些舆论宣传上的外围措施。全民抗疫是重要的，但此时也应该戒除民族主义情绪，坚决摈弃"阴谋论"，反对歧视与排外，通过官方传媒与民间自发的途径相结合，传递当前中国抗击疫情的正面措施和故事，消除国际社会的恐慌情绪，同时积极倡导众生平等的人文意识和天下大同的国际观。

山川异域，风月同天。公共卫生问题有着极大的外部性，一旦发生危机，无人能独善其身。此次新冠肺炎疫情在我国暴发，我国是直接的关涉国。而未来，公共卫生风险可能在别国他乡暴发，我国会是间接的关涉国。无论我们身处何地，无论我们在危机中是何种身份，只要同在这颗蓝色的星球上栖息，我们就需要进一步完善公共卫生治理的国际合作机制，与全人类共同携手抗击瘟疫。

第十三章

加强公共卫生应急管理培训工作

　　2019 年底暴发的新型冠状病毒肺炎疫情是 2003 年"非典"之后出现的又一次重大突发公共卫生事件。病毒席卷全国并传播到了海外，春节期间九州闭户，老百姓人人自危。疫情的暴发检验了我国公共卫生治理体系和治理能力。虽然在疫情应对中涌现出了一批优秀的执政案例，但同时也暴露了治理短板和能力缺失。本章聚焦于各级领导干部的应急管理能力，在疫情防控背景下，进行能力诊断和培训需求分析，并提出应急管理能力培训与开发建议。

一、公共卫生应急管理存在的问题

（一）反应迟缓，导致疫情在武汉失控和全国蔓延

武汉市政府在这一重大危机中所表现出的决策迟缓和被动，受到全国人民诟病。浙江省在得知武汉暴发疫情后第一时间就启动了重大突发公共卫生事件一级响应，而武汉当地却直到 1 月 24 日才启动一级响应，导致武汉的疫情发展迅速，直至失控。同时，武汉疫情的暴发也没有引起湖北省其他城市的足够重视。当大量武汉无法收治的新冠肺炎病人流入湖北其他城市，例如黄冈、随州等地，当地政府一没有控制，二没有准备，措手不及地进入疫情防控状态。

（二）医务人员和医疗设备严重短缺和调配不力

大规模暴发疫情后，武汉的医务人员和医疗设备很快就严重短缺，医院每天告急。一线医务人员的过度劳累导致很多人免疫力下降后被感染，一时间近似绝望的高压弥漫在一线医务工作者中间。医疗设备和相关检查设施的短缺，直接导致病患无法收治，重症病人得不到及时医治，加大了死亡率，而地方政府也没有及时专门安排他们隔离，为了寻求生路，患者四处就医，大大增加了蔓延的途径。当地的红十字会，在危急的情况下，没有制定特殊的应急措施，不及时增

加人力资源，积压了大量的防护用品无法分配，引发了全国公众的质疑和不满。红十字会工作效率问题持续发酵，在很大程度上影响了公众对红十字会的信任。

（三）危机宣传沟通能力弱，引发了公众恐慌和质疑

疫情暴发初期，相关部门没有对疫情进行准确及时的宣传，有个体在公共媒体呼吁还受到警告和控制，失去了预警的最佳时机，致使公众没有真正提起重视，仍然进行大规模集会。不仅武汉，其他地区的潜在感染者还参加会议或者聚餐，导致更多人被感染。在网络信息大爆炸的年代，如何在及时传递准确信息的同时还能不引发大规模的恐慌，需要领导干部具有平衡的智慧，而相关卫生管理部门和地方政府显然缺乏这种智慧，表现出对老百姓反映的问题既不深入了解，又不慎重分析，而是掩盖打压。有些地方政府官员在公众媒体面前，不但没表现出战胜疫情的坚毅与决心，反而表现出了不恰当的言行，进一步给政府的可信度带来了负面影响。

重大危机像是一面镜子，会将各级领导者的治理水平毫无掩饰地展现出来。习近平总书记嘱托党员干部要"不忘初心，砥砺前行"，但在抗疫过程中，部分领导干部所表现出的责任意识和响应行为广受诟病，"初心"遭到公众诸多质疑，这说明我们在纯洁干部队伍、提升治理水平上还要下大力气。尽管过去我国政府对疾病控制系统、医疗系统、卫生监督系统等相关领域的业务及管理人员实施了大规模的专项培训教

育，但由于缺乏科学系统的培训规划和有效的培训方式，效果不是十分理想。科学的培训设计需要基于工作和胜任能力要求，并在各个阶段进行客观的培训效果评估。同时，十九届四中全会要求培养领导干部"驾驭风险本领"，但是在这方面对非医疗系统领导干部的培训远远不够。

二、公共卫生应急管理的培训需求分析与培训内容

公共卫生应急能力是指领导干部在应对突发公共卫生事件时所表现出来的综合能力[①]。公共卫生应急管理需要依赖不同主体的联动与协作：政府是突发公共卫生事件处置的领导者和负责者，起到主体作用；卫生医疗机构是主要实施及应对机构；城市是主要参与者；社区是预防和应对突发事件的前沿阵地，是疾病预防和救治的重要力量。领导干部的应急管理能力强弱直接关系到危机处置工作的成败。以往研究提及的应急管理能力不多，主要包括：资源整合能力、信息收集能力、维护稳定能力、应急救援能力和应急基础能力[②]。也有研究分析提炼出八种领导干部需要具备的能力：逻辑思维及反应、鉴别能力，决策能力，指挥能力，执行能力，沟通

---

① 张利平，王春平，李望晨，等. 公共卫生应急建设指标体系构建及综合评价建模方案实证研究. 中国卫生统计，2017（2）：325 - 327.
② 陈升，孟庆国，胡鞍钢. 政府应急能力及应急管理绩效实证研究：以汶川特大地震地方县市政府为例. 中国软科学，2010（2）：169 - 178.

能力，协调和指导督察能力，依法行政能力，学习和总结能力^①。

基于以上素质要求，结合此次疫情中相关人员在分析、决策、指挥、协调等方面的行为表现，本章进行需求分析，提出要针对五个方面的核心能力进行培训：应急思维模式、危机思考力、危机决策能力、危机沟通能力，以及危机后的学习与改革能力。

（一）应急思维模式

在疫情中很多相关管理人员表现出的行为让公众很是愤慨，仔细琢磨大体可以看出其行为逻辑。例如武汉市红十字会，在医院急缺物资的情况下工作效率低下，导致很多囤积的物资无法尽快配发到急需物资的医院，一度激发了公众的强烈质疑。这期间我们看到红十字会的相关工作人员在自媒体上发声："请不要再质疑我们，我们已经夜以继日地在工作了！"辛苦工作没错，但是没有效果。需要介绍信领取物资也没错，但是阻碍了效率。一些在日常工作状态下正确的行为，在危机环境下就是不适用的。领导能力一直非常强调情境，要求不同情境下有不同的行为，然而行为的转换却是困难的，因为人的行为受到其思维模式的影响。

---

① 方铭勇，王效昭. 领导干部应急管理能力素质模型研究. 中国人力资源开发，2012（1）：49-52.

思维模式是领导者的思维透镜，它以独特的方式选择性地组织和处理信息，引导领导者采取相应的行动和反应[①]。思维模式决定了领导者接受和使用什么信息来理解和驾驭他们遇到的情况，是他们做什么和为什么这么做的核心原因。应急管理是一个极其特殊的情境，使用固定的思维方式和路径依赖的行为方式是行不通的。为了打破僵化思维，我们需要培训应急管理者开放的思维、不断创新的意识、适应性的领导力、审时度势的判断能力和提前规划预防的心态及方法。培训这样的内容可以通过提升领导者的"元认知能力"和"正念"，从而提高应急管理能力。

（二）危机思考力

公共卫生方面的危机通常都是发展升级而成的。以此次疫情为例，2019 年 12 月 26 日，湖北中西医结合医院呼吸内科主任张继先发现了来自华南海鲜市场的传染病，次日向本地疾控中心报告；12 月 30 日，武汉市中心医院医生李文亮在微信群针对此病发出警告；12 月 31 日，感染确诊人数已达 27 例；直到 2020 年 1 月 18 日钟南山院士到武汉，并在 1 月 20 日接受央视采访表示新型冠状病毒人传人。而在此之前，湖北还召开了各种会议，1 月 18 日武汉还举办了"万家宴"。1 月

---

① Gottfredson，R. K.，Reina，C. S. Exploring why leaders do what they do: an integrative review of the situation-trait approach and situation-encoding schemas. The Leadership Quarterly，2019，30（6）.

23 日，武汉"封城"。由此可见，疫情初期的应急反应迟缓，耽误了疫情的控制。主要领导及应急管理人员需要具备超越普通领导干部的思考力，能够在疫情露出苗头的时候进行正确的评估，从模糊的信号中感知到事情的不寻常，从喧嚣的声音中分辨出准确的证据，从而能预测事态的发展趋势。

如果不经过特殊的培训，多数领导干部在危机到来的时候很难达到上述要求，因为他们日常很少有机会在极端的压力下评估不熟悉的情况。他们惯常的思考习惯和对形势进行判断的方式会很快被危机的速度、模糊性和复杂性淹没，导致他们分辨不出哪些是最关键的信息，或者对关键信息产生错误理解。因此应急管理的培训一定要设计过载的信息量，让受训者限时分析决策，以训练应急决策者在强压力下的信息处理能力。同时，培训内容要紧紧扣住应急管理能力，可以基于以往危机设计培训案例。

（三）危机决策能力

危机下的决策能力可以产生非常强大的感召力和显著效果。例如武汉的火神山医院和雷神山医院建设，从 1 月 25 日接到命令，到 2 月 6 日的验收和逐步移交，分别花费了 9 天、10 天的时间，充分体现了国家层面强大的资源整合能力，也是此次应急管理过程中的一大亮点。1 月 23 日，浙江省、广东省最先启动重大突发公共卫生事件一级响应，比疫情原发地湖北省还早一天。2 月 4 日，杭州市实行所有村庄、小区、单位封闭式管理；为解决百姓生活问题，杭州推行平价蔬菜入社区的政策，市民不出小区、不加价就可以采购到新鲜蔬菜。网购蔬菜并不是什么新鲜事，但在此时能买到平价新鲜蔬菜，这足以让全国其他大部分地区的老百姓羡慕。从这些应急状态下的决策中，人们可以清晰地看到决策者的"初心"在哪里，而从表面上看不出来的是决策背后的使命感和关键分析思维。

在危机情况下，决策者面临巨大的决策挑战：时间紧、压力大，问题层出不穷，核心资源供给和需求差距非常大，同时还要面临政治风险。危机决策能力可以说是所有应急管理能力中最难得的素质。不同于普通决策，危机决策需要的能力更加综合，不仅需要精准的判断力、当机立断的作风、科学的决策手段，还需要明确的角色定位。决策者要时刻牢记使命，始终不忘自己的责任。公共卫生的重大突发事件往往依赖于不同政府、部门间的协调，各部门要明确各自的权责范围，才能有序地进行协作，因此核心决策者的规划能力、资源整合能力和组织协调能力也同等重要。在应急决策的培训中，我们既要注重培养管理者的大局观、正确的导向、敢于担当的精神，也要培训科学的分析方法和决策技能，以及提升他们的组织协调能力。

（四）危机沟通能力

马斯洛需求层次理论指出人对生存和安全的需求是最基

本的，只有这些需求满足了才会考虑其他的需求。重大突发公共卫生事件直接关系到老百姓的健康安全，因此他们强烈需要权威机构发布的信息，了解发生了什么，为什么会发生，并确定他们能做些什么来保护自己的利益。如果信息沟通不够及时、准确，就会引发公众强烈的抗议。此次疫情中，公众对于疾控中心是否第一时间发布准确疫情消息的情绪反应非常激烈，对武汉市红十字会的物资分配强烈质疑，人们宁愿去相信演员个人的募捐，也不愿意去信任公办的红十字会，这说明危机下不恰当的沟通会伤害组织的公信力。

事实上，在重大危机中，对堆积如山的原始数据进行提炼，并立即、准确地提供信息，对任何人来讲都是非常大的挑战。优秀的决策者不但能以准确、清晰和可操作的形式向公众发布信息，还能通过艺术的沟通方式，给危机赋予"意义"，让人们更加认同他们应对危机所做出的战略选择，进而提升政府信任度。应急管理培训要特别着力于这一点。以往的相关培训虽然包含了舆情应对的内容，但是很少从群体心理学的角度去分析，我们建议将群体心理学、情绪引导和调动、信息处理、信息沟通艺术作为这个模块的主要培训内容。

（五）危机后的学习与改革能力

传统智慧认为，从失败中学习使人进步。危机其实很少出现，每一次出现都是学习和进步的良机。危机后经验总结是应急管理培训非常核心的内容，具有重要战略意义。人们认识到错误容易，认识到错误的本质却很难，很多时候都不知道该从危机中学习什么。《环球时报》报道称，2月11日，武汉市武昌区政府领导到医院向未能及时妥善安置的重症病人代表当面道歉，然后逐一对受影响患者家庭道歉，并严肃处理了关键时刻处置失当的相关负责人。这可能是个惯常处理的做法。我们更关心的是，然后呢？这样的处理方式可以改善态度问题，却无法改变能力的缺失和行为习惯，更无法改变现行的制度和文化。

学习的目的是让我们记住危机，让其成为对领导干部选拔、培养和业绩比较的一个现实考评，更让其成为对现行制度和政策进行改革的契机和推力。在培训中首先要确保决策者突破自身的认知障碍。决策者要从经验中学习，并深入分析每一个失败行为背后的原因，尽可能全面概括和提炼在重大危机中导致人们成功和失败的核心素质到底是什么，并把这些素质作为学习目标。更重要的是，决策者还要能对危机中所有的一手数据进行反复推敲和分析，总结现行制度设计所遵循的逻辑，并提出进行政策和制度改革的建议。

三、公共卫生应急管理能力培训方法与实施

（一）分阶段进行培训实施

学习是一个渐进的过程，需要不断巩固、回想和思考，

然后再实践。鉴于公共卫生应急管理能力的特殊性，我们建议将应急管理能力培训分成三个阶段。

1. 培训初始阶段

疫情过后，应马上组织应急管理能力培训。最初的培训必须是相关的、扎实的、有内容的、有效的，并且对于受训学员来讲是难忘的。主要内容可以是，围绕疫情中出现的核心问题，由专家进行分析和解读，由在疫情中表现突出的应急管理人员进行经验介绍和教训总结，同时伴随学员互相讨论进行深入的交流。展示与回顾疫情中的真实情况有助于调动学习的积极性。

2. 培训持续阶段

设计定期的培训，针对应急管理的基础能力进行持续培训。针对前面所提及的几个模块——应急思维模式、危机思考力、危机决策能力和危机沟通能力，分别设计课程，每个阶段培训一个模块，可以历时半年甚至一年的时间。持续培训除了采用成本较低的讲座方式外，也要结合实际案例进行分析和练习。这个阶段是技能学习的关键阶段，要确保稳扎稳打，循序渐进。

3. 培训反思和实践阶段

这个阶段的重点是将前面学到的知识应用于工作中，不断反思应用才能真正掌握知识技能。此外，前文所提及的危机后的学习与改革能力提升模块可以放在这个阶段，让学员基于自己学习到的能力，重新对疫情当时的信息进行分析，提出制度和政策的改革方向和举措。这个阶段的学习重点是巩固、评估受训者所学到的知识技能和态度，鼓励他们提出创新和改革措施。

（二）培训方法与技术

我们建议采用多种培训方法和技术相结合的培训课程体系。主要包括以下几种：

1. 教师主导的课堂培训

应急管理培训需要很多新知识的传递，因此传统的课堂训练必不可少。课堂培训除了讲座以外，还可以设计案例教学、角色扮演和小组讨论等方法。案例需要基于重大疫情，例如此次的疫情，还有 2003 年的"非典"疫情，要基于一手数据认真编写案例。案例教学需要对教师进行专门的培训。值得注意的是，此类课程要特别关注互动，确保学员真正理解和掌握。

2. 基于网络的远程学习

参加公共卫生管理培训的人大多在重要岗位上任职，因此远程学习是比较现实的一种方式。远程学习可以有几种不同的方式：一种是网上自主学习培训。需要设计精良的技术支持，让学员不仅可以看到文字，还可以互动，最好可以在手机上随时学习；同时也需要有经验的教师进行引导和监督，制定培训目标，并时时提供反馈。另一种是远程互动式学习。随着网络会议系统的增加和网络摄像头的普及，在线交互式讨论是快速练习的一种便捷方法。应急管理能力培训需要大量练习，这种方式既方便又能调动学习积极性。

3. 基于情境模拟的练习

应急管理与日常管理有很大的区别。日常的工作情境完全没可能复制重大危机过程中的压力和复杂性。情境模拟目前是特殊情境培训的最佳手段，飞行员、宇航员都是用这种方式培训，这也是应急管理培训的不二选择。相关部门需要花费时间、金钱和精力开发专门针对重大突发公共卫生事件的模拟情境。人工智能技术的兴起为情境模拟创造了很好的条件，VR 和 AR 技术的应用可以令应急管理的情境更加逼真，建议在开发培训中广泛采用。

4. 团队培训

应急管理能力最需要团队协作能力，特别是跨部门团队协作能力，因此团队培训非常重要。团队培训既包括针对个体培训团队行为、团队意识、团队协作等，也包括针对跨部门团队培训紧密协作能力。应急管理中的决策能力，涉及多个决策主体，需要所有主体的全力配合，因此可以选取跨部门团队，作为一个个学习小组，对其决策能力进行有针对性的培训。例如学习恰当的沟通互动方式、主动协助的精神，以及迅速准确的反馈等集体动态行为。

（三）培训的实施和保障

为确保公共卫生应急管理能力培训的效果，建议采取以下保障措施：

1. 制定系统完整的应急管理能力培训规划

首先要为应急管理能力提升设计一个清晰的路线图，具体包括：进行深入的调研，提炼细致的应急管理胜任能力模型，对应急管理能力现状进行打分从而得出科学的培训需求分析，制定预算、开发资源和方法，认真实施，准确评估培训效果，并提出可持续性方案。只有将以上步骤环环相扣地组织起来，培训才能真正起到作用。很多培训都更多关注培训投入、受训人数等信息，却忽略掉培训需求与培训效果这些决定培训成败的要素。

2. 打造持续学习的文化氛围

疫情过后人们会逐渐忘记今日之痛。日常繁重的工作，也会令他们无暇顾及应急管理能力提升。因此相关组织要从个体、组织、跨组织三个层面建立起持续提升应急管理能力的机制，打造持续学习的氛围。个体层面，强调终身学习、突破自我的文化理念。为每个受训者建立一个能力提升跟踪数据库，确保他们不断进步。这不但有助于预防危机的发生，更可以为卫生治理体系打造一支"不忘初心"的优秀干部队伍。组织层面，重点强调组织的适应性和灵活性，特别是在重大危机面前能够表现出恰当的反应和创造性。跨组织层面，主要强调协调和协作，包容差异，强调共同的使命和责任意识。

3. 大力开发培训资料

培训资料的匮乏会直接影响培训效果。事实上，培训资料最值得投入时间和资金，而现实情况恰恰是对培训资料最为忽略。建议提升对培训资料的重视程度，全面系统整理此次疫情所有的相关信息，并有计划地收集一线应急管理人员的反馈，有规划、有系统地编写关键事件、案例和情境模拟等培训材料。积极推动最新科学技术手段在公共卫生应急管理能力培训中的应用，资助基于 VR、AR 的智能评价工具和培训工具的开发。

图书在版编目（CIP）数据

统筹施策：疫情之后的公共卫生之治/杨开峰等著 . -- 北京：中国人民大学出版社，2020.5

（重大突发公共卫生事件应急治理丛书/靳诺，刘伟总主编）

ISBN 978-7-300-28085-1

Ⅰ. ①统… Ⅱ. ①杨… Ⅲ. ①公共卫生‐卫生管理‐研究‐中国 Ⅳ. ①R199.2

中国版本图书馆 CIP 数据核字（2020）第 069161 号

重大突发公共卫生事件应急治理丛书

总主编　靳诺　刘伟

统筹施策

——疫情之后的公共卫生之治

杨开峰 等　著

Tongchou Shice

出版发行	中国人民大学出版社	
社　　址	北京中关村大街 31 号	**邮政编码**　100080
电　　话	010‐62511242（总编室）	010‐62511770（质管部）
	010‐82501766（邮购部）	010‐62514148（门市部）
	010‐62515195（发行公司）	010‐62515275（盗版举报）
网　　址	http://www.crup.com.cn	
经　　销	新华书店	
印　　刷	涿州市星河印刷有限公司	
规　　格	140 mm×210 mm　32 开本	**版　次**　2020 年 5 月第 1 版
印　　张	6.25	**印　次**　2020 年 12 月第 2 次印刷
字　　数	112 000	**定　价**　28.00 元